養生方技

李建民　主編

醫者意也

——認識中國傳統醫學

廖育群——著

東大圖書公司

「養生方技叢書」總序

　　這是一套展現人類探索生命、維護身心以及尋求醫治的歷史書系。

　　中國早期的「醫學」稱之為「方技」。《漢書‧藝文志》有關生命、醫藥之書有四支：醫經、經方、房中、神仙。西元第三世紀，漢魏之際世襲醫學與道教醫療傳統的陸續成形，表現在知識分類上有極明顯的變化。《隋書‧經籍志》的醫方之學與諸子之學並列，而「道經部」相應道教的成立，其下有房中、經戒、服餌、符籙之書。醫學史整體的趨勢，是逐漸把神仙、房中之術排除於「醫」的範疇之外。

　　醫學雖與神仙、房中分家，但彼此間的交集是「養生」。中國醫學可以界說為一種「老人醫學」、一種帶有長生實用目的所發展出來的學說與技術。養生也是醫學與宗教、民間信仰共同的交集，它們在觀念或實踐有所區別，但也經常可以會通解釋。中醫經典《素問》的第一篇提出來的核心問題之一即是：「夫道者年皆百數，能有子乎？」養生得道之人能享天年百歲，能不能再擁有生育能力？答案是肯定的。這不僅僅是信念與夢想，歷來無數的醫

者、方士、道家等各逞己說、所得異同，逐漸累積經驗，匯集為養生的長河。

醫學史做為現代歷史學的一個分支時間很短。完成於五十年前的顧頡剛《當代中國史學》中只提到陳邦賢的《中國醫學史》一書。事實上，當時的醫學史作品大多是中、西醫學論戰的產物。反對或贊成中醫都拿歷史文獻作為論戰的工具。撰寫醫學史的都是醫生，歷史學者鮮少將為數龐大的醫學、養生文獻做為探索中國文化與社會的重要資源。余英時先生在追述錢賓四先生的治學格局時，有句意味深長的話：「錢先生常說，治中國學問，無論所專何業，都必須具有整體的眼光。他所謂整體眼光，據我多年的體會，主要是指中國文化的獨特系統。」今天我們發展醫學史，不能只重視醫學技術專業而忽略了文化整體的洞見。余先生的話無疑足以發人省思。

如今呈現在讀者面前的醫學史書系，除了有幾冊涉及傳統中國醫學之外，我們還規劃了印度、日本、韓國的醫學史。有些史料第一次被譯介，有些領域第一次被研究。我們也邀請西洋醫學史的學者加入，日後我們也將請臺灣醫學史、少數民族醫學史研究有成的學者貢獻他們最傑出的成果。

我們同時期待讀者通過這一套書系，參與各時代、各地域的人們對生命的探索與對養生的追求，進而反省自己的生活，並促進人類在疾病、醫療與文化之間共同的使命。

李建民

二版說明

　　作者廖育群以中國醫學史及自然科學史見長，研究成果十分豐碩，《醫者意也——認識中國傳統醫學》便是其結合考訂大量中國經典文獻與自身從業經驗的結晶。醫者，「意」也，此「意」不僅闡述好的醫者應具備什麼樣的能力，更是傳統中國醫學難以言喻的精妙之處，本書除了爬梳中國歷史上提及此詞的相關文獻外，更在中醫對人體、診治及醫學專科的認識等各方面皆有深入淺出的介紹與討論，適合做為認識傳統中醫文化的敲門磚。

　　此次再版，除了再次校對，為符合大眾的閱讀習慣，並重新設計版式與封面，期望能夠帶給讀者更為正確、舒適的閱讀體驗。在西方科學、醫學當道的現今，傳統中國醫學如何成為人們醫療的另一種選擇，其內涵值得我們細細探討。

編輯部謹識

透明獅子（代序）

　　這既不是名人捧場的序，也不是抒發情懷的點綴。這裡所講的「故事」，本身就是你瞭解中醫的絕好資料。

　　我與中醫的緣分，始於幼時的耳提面命。常言道：「熟讀唐詩三百首，不會作詩也會吟。」醫壇則云：「熟讀湯頭三百首，不會開方也會開。」所以五六歲時即開始就著唐詩背「湯頭」，其後繼之以《藥性賦》、十二經脈、針灸腧穴，最終則是《傷寒論》、《黃帝內經》等經典的學習，這大概就是傳統中醫教育方式的寫照。然而雖說是「家傳」，但實際上我與父親幾乎是同時接近中醫的——因為他這位出身於福建馬尾海軍學校的「洋」工程師，是在中年患病後才改弦易轍變成了一位篤信傳統醫學的「土」中醫。所以除了中醫書籍外，父親也讓我讀朱洗所著《荷爾蒙》之類的近代生命科學著作。

　　據父親說，神農採藥時總帶著一隻透明獅子，隨時讓它吃藥並觀察體內的變化。而爸爸的「透明獅子」，就是他自己和我們姐弟三人。記得那時家中至少有三個煮藥的砂鍋，學醫不久的父親一會兒說我們臉紅「上火」了，便令每人喝上一杯清熱之劑；一

會兒又說我們臉變白了是「脾虛」，於是又讓每人喝上一杯「四君子湯」。酸的謂之「梅湯」，苦的說是「咖啡」，連哄帶逼反正得把藥喝下去。所以我想告訴你：「實證」並非近代科學的專利。

不知是自幼當慣了「實驗動物」，還是父親「實證」身教的影響，使我養成了「嘗藥」的習慣，毫不誇張地說：凡是出自我筆下的藥，沒有沒親自吃過的。不僅是烏頭、肉桂、大黃、芒硝這些一般醫生望而生畏的「將帥之藥」，而且我還長期服用過硫磺、偶爾嘗過砒霜——因為小時聽爸爸講，冬季入水摸魚的人之所以不怕冷，是因為常服「能起命門真火」的硫磺；某種口紅中摻有砒霜，能延長青春。所以提筆開方時，對於某藥吃下去會有什麼效果、多大劑量才能起到作用、這付藥會是什麼味道等等，皆心中有數。某些鬍子一大把，終生只輕飄飄地開過「逍遙散」、「八珍湯」，或是幾乎所有的藥一律都開「三錢」（十克）的郎中、專家、教授，一看即知缺乏「吃藥」的體驗。

初中畢業「上山下鄉」，經過不懈的努力，終於爭取到當一名生產建設兵團衛生員的機會，並開始接受西醫培訓。從此頭腦中便有了兩種醫學，並由此造成認識上的第一次「中西醫學的衝撞與會通」，每週總要寫上幾封信問父親許多問題，例如：西醫的「傷寒」，是中醫的什麼病？而中醫的「傷寒」，又是西醫的什麼病？等等。那時對拔牙、開刀、用洋文開張西藥處方真的非常迷戀，也覺得比使用針灸、草藥更有面子。但到了想靠「一技之長」謀個離開邊疆的出路；或是離開邊疆、返城當了工人，又想謀個職工醫院大夫的崗位時，都還得靠「祖傳中醫」這張牌，於是便

又從靈魂深處心甘情願地回到了中醫的「陣營」。屈指算來，在那八年「無照行醫」的歲月中，憑著家傳的技藝，也確有不俗的表現：在貴州綏陽，一紙藥方治癒十八個小孩的「慢脾風」，使得縣醫院的院長當場開出接收證明，同意將我從雲南兵團調入當地的醫院當大夫；曾在安徽某汽車製造廠供銷科長身上大施三折肱的妙手，痛快地購得當時極為緊俏的汽車配件；至於說那種小小年紀，即備受恭維的享受，就更是經常可以體驗一番了。

　　1977 年「文革」結束，使我有機會進入醫學院校接受正規教育，由此在新的層面上展開了第二次「中西醫學的衝撞與會通」。正規的現代醫學教育，固然是每一個醫務工作者掌握醫學基礎知識的必由之路，但對於許多中醫院校的學生來說，卻成了學習中醫、理解中醫的障礙。當他們進入學習中醫的階段後，類似前面所言「西醫的傷寒是中醫的什麼病，而中醫的傷寒又是西醫的什麼病」之類的問題，同樣會困擾著這些初嘗「兩種醫學體系衝撞」之滋味的中醫後學。許多人也許會在從事多年臨床治療後，仍然擺脫不了「西醫診斷、中藥治療」模式的束縛。而現代醫學知識對於我這樣一個已然有過多年中醫實踐、早已反覆體驗過「衝撞」滋味的人來說，卻倍感親切——因為只有在系統學習了現代科學知識後，我才獲得了理解中醫何以能治療某病，中醫何以要如此治療某病的「密鑰」。換言之，只有依靠現代醫學知識，才能說清中醫治病的「所以然」問題。所以在經歷了第二次「衝撞與會通」後，我開始考慮將來著書立說，把「中醫」解釋得讓中醫、西醫、乃至一般人都明白，並自信能夠做到這一點。然而在有了新的經

歷後，才知道要想達到這一目的，僅僅懂得兩種醫學體系的「科學」、「技術」成分——理論與技藝，仍是不夠的。

　　大學畢業後，意外地走上了治「科學史」的道路。這一新的經歷又意外地使我獲得了更多理解中醫的契機。概言之，現代科學知識可以幫助我們理解中醫何以能夠治病的問題；而歷史知識卻能告訴我們那些玄妙的中醫理論是如何形成的。我知道，如此高度的概括總結，對於毫無切身經驗的人來說，恐怕根本無法理解。因而不妨舉兩個小例子：一次無意間聽到有人講：「我的口瘡一吃辣椒就好。」這確實太讓我吃驚了，不要說是醫生，就是普通百姓也會說：口瘡是因為「上火」，吃些「牛黃解毒丸」敗敗火就會好的。但吃辣椒無異於火上澆油，怎麼口瘡反倒好了呢？這個問題伴隨我多年，直到接受正規的科班教育後才找到答案。這是我要說的第一個問題，即「科學知識」的作用。再舉一個例子來說明「歷史知識」的作用：在「無照行醫」的年月中，雖然不乏「過五關，斬六將」的驕人戰績，但也有「走麥城」的丟人之時。一次，仿效《黃帝內經》中「半夏秫米湯」的意思，為一位失眠的患者處方一紙，次日，當聽到患者說「大夫，我昨晚整夜未閉眼」時，頓時汗流浹背。但究竟錯在何處，乃是在我學會以歷史的眼光去分析《黃帝內經》何以要用半夏、秫米治療失眠的原因後，才認識到的。總之，科學知識可以在中西兩種醫學體系間架起理解的橋梁；歷史知識，可以在古今之間鋪設溝通的道路，但無論哪一方面都是一個二維空間的平面，只有將科學的解釋與歷史的解釋結合在一起，才有可能構建一個立體的三維空間，才

有可能全面地理解「中醫」。

小時候，爸爸曾經對我說：「有朝一日，你把《黃帝內經》徹底批判了，就是真正讀懂了。」這些年的研究工作，可以說正是在朝著這個目標不斷逼近。所有中醫的「忠實」捍衛者一定會情緒激動地說：「你這是在挖中醫的祖墳！」但我可以輕鬆地回答說：「不必緊張，因為今日的中醫，早已不是《黃帝內經》時代的中醫；舊瓶之中早已換了新酒。」要是不信，就認真看看我在這本書中是如何說的。

1998 年 5 月 2 日，七十五歲的父親突然出現輕度中風的症狀。由於這些年來，年老的父親對於中醫的「忠誠」已經發展到了極端狀態——聽不得任何找他看病的人說「西醫如何如何說」，每逢此時他一定會把病人大罵一頓、把西醫大罵一頓，並經常說：「我絕不會住醫院、讓西醫去整治」等等，因此我想讓他在家吃些中藥，慢慢恢復。但兩天後情況仍不見好轉，體溫開始升高。不得已，只好將他送進了醫院。CT 檢查的結果是大面積腦出血，是否轉到專科醫院手術治療，需要家屬決定，當然結果不可預料。在這種狀況下，每當有身穿白大褂的醫生進來查房時，處於半昏迷狀態的父親總會怒目相視、掀開被子、表現出要回家的樣子。最終：我決定堅持保守療法。做出這一艱難的決定，除了我的醫療經驗、其他大夫的預後分析外，還有一個十分重要的因素——父親的心願。這是一個悲壯的抉擇，因為兩種治療途徑都有或生或死的可能。我的腦海中不斷浮現出因接受手術治療而得以存活的父親會是怎樣一種尷尬的表情與心態？他能夠承受這種現實的

折磨嗎？他願意接受這一結果嗎？既然兩種治療途徑都有或生或死的可能，我何不遂了他的心願，成全了他的「晚節」呢。5月11日，父親離開了人世。他的學生安慰我說：看著老師那慈祥微笑的面容，知道他已經到了一個極樂的世界；並告訴我說：老師常說：「人之生頗易，死卻極難，總是要受盡磨難才能超脫。」而我的父親卻是在基本沒有什麼痛苦，在諸多學生的日夜精心照料下，安詳地走了。我時常會問自己：父親對我的決定是否滿意？——作為一個中醫！

醫者意也
——認識中國傳統醫學

目　次

生命科學與傳統文化

一、「科學」與「文化」

　　「科學」與「文化」，既是當代最為流行的兩個辭彙，也是內涵不定、外延頗廣、歧義甚多的兩個辭彙。這兩個辭彙的另一個共同特點是：同屬中國舊有，但古今涵義不同。

　　「科學」一詞，源自近代日本學者取中國「科舉之學」中的「科學」二字譯 science，於是在日文中便有了「科學」一詞，並從日本傳入中國。這一翻譯的取意，或許更為接近作為 science 一詞語源的拉丁語 scientia（泛指學問或知識）；或與之最為接近的德語對應詞 Wissenschaft（包括一切有系統的學問）的內涵。但是在大多數情況下，「科學」一詞的涵義，如同在英語中一樣，實際上已然成為「自然科學」的簡稱[1]。而在當代民眾的思想意識與語言表述中，「科學」甚至成了「正確」的同義語，所以在批評

他人的觀點不正確時，習慣的說法是：「這不科學。」

　　「文化」的準確涵義是什麼？這恐怕是個更難說清的問題。西方人視文化的涵義為有教養[2]；考古與歷史學中，一般是將文化定義為低於「文明」的發展階段[3]；在中國古代，文化的本義是指「以文化人」，即使用非武力的方式來征服、教化民眾[4]；而當代人一般是將文化定義為泛指人類創造的一切精神與物質財富。此外還有民眾間的一些通俗用法，例如學習識字叫作「學文化」；一般知識水準叫作「文化水平」等等。

　　作為流行之語，「某某科學」、「某某文化」之說隨處可見；且可見到兩詞連用而成「科學文化」（Science as Culture 或 Culture

---

1　參見 W. C. 丹皮爾，《科學史》，商務印書館，1975 年中譯本，第 9 頁。

2　「culture」源於拉丁語「耕作、修理、收拾、修整」，體現了以「農業」為教養之始的觀點。culture 兼具教養與養殖栽培兩義，這與中國古代的「神農」傳說、當代釋人獸之界出現於種植穀物之時，可以說都是相通的。

3　在考古學中，指同一歷史時期的不依分布地點為轉移的遺跡、遺物的綜合體，如仰韶文化、龍山文化。歷史學用語：通常用來指尚未有文字、總的發展水平比較低下的社會或時期。但這個術語還有其他涵義，有時候它用來指知識和藝術成就，如文學、藝術、音樂、哲學和科學。有些歷史學家用它來表示一個民族或帝國在某個特定時期的思想、成就、傳統和特徵的整個綜合型式（〔美〕愛德華・麥克諾爾・伯恩斯、菲利普・李・拉爾夫，《世界文明史》，商務印書館，1987 年，第一卷，第 25 頁）。

4　劉向《說苑・指武》：「文化不改，然後加誅。」又《管子・輕重》：「黃帝作鑽燧生火，以熟葷臊，民食之，無滋胃之病，而天下化之。」（按：此篇所言「化之」者，還有農、數、陰陽等知識。）

of Science）的用法。「科學」與「文化」，無論是分別使用，還是連用，無疑都表明二者不是同一回事；但從後一種用法中又隱約可以發現「科學」與「文化」的界限並非涇渭分明——科學之中也有文化，科學也可作為一種文化現象來加以研究。「科學」之所以也可以作為一種文化現象來加以研究，是因為「科學」具有發展的歷史；是因為「科學」一旦成為歷史，便轉化成一種文化的積澱；是因為這種文化的積澱不僅代表著前人在認知自然方面的智慧結晶、思維方式，而且是當代科學發展的基礎，並以某種形式影響未來。從文化的角度對「科學」進行研究時，其對象已然不是科學的對象——自然，而是科學本身——人類認識自然與知識體系形成的過程，甚至是創造科學的主體——人。

　　儘管在當代西方世界的知識分類中，「醫學」已不再隸屬於「科學」的範疇，但誰又都難於徹底否認「醫學的確也是一門科學」。這一矛盾的存在，顯然與「科學」這一概念的內涵並不十分明確有關，但更為重要的還是由於「醫學」本身的複雜所決定。以養護萬民健康為目標的衛生保健制度，體現了醫學的社會性；有關人體生理、構造、疾病的認識，是人類認識「自然」的一個方面，構成了醫學這門學問的科學內涵；利用與創造各種工具、手段方法來治療疾病，是醫學的技術要素。醫學的對象「人」，既是「自然」的一部分，又是所有文化與知識的創造者、操縱者。因此無論過去、現在、還是未來，醫學都是一個十分複雜的多面體，而不是一門純粹的自然科學。當人們談到「醫學文化」這一問題時，其中的「醫學」，無疑相當於「科學文化」中的「科學」；

但醫學顯然又比任何一門其他自然科學更具文化色彩。尤其是傳統醫學，其理論的建立、技術的形成往往與自然哲學、交感巫術具有種種聯繫。因而「醫學文化」便成了近年來科學史乃至一般史學研究領域中悄然興起的一個新話題。

二、以人為核心的中國文化

中國民眾的普遍心態，是以現世人生為關注點，他們並不那麼嚮往超凡脫俗的天堂仙境。所以才會有織女不堪天上寂寞而來人間結婚生子；王母娘娘的七仙女也甘願捨棄天仙身分在人間與董永相配，生兒育女，過上了男耕女織幸福生活的種種神話傳說廣為流傳。這種民眾心態、價值取向，決定了飲食、養生，以及與之相關的醫學等，必然會受到重視。因而有人將中西兩種文化比喻為兩株大樹，前者是「生命之樹」；後者是「知識之樹」。並說：「中國哲學就是生命哲學，中國的道教就是生命宗教，中國文化就是以生命為本的文化。」[5]

沒有必要深究這個比喻是否恰當，但對於其中談到的「生命哲學」、「生命宗教」、「生命文化」，卻有必要給出兩點或許符合作者本意、或許超乎作者本意的詮釋。首先，就時間座標而言，儘

---

5 高旭東，《生命之樹與知識之樹》，河北人民出版社，1989 年，第 7 頁。

管中國人有著一種與亞里士多德相類似的「靈魂階梯」理論，承認「人」是天地萬物中最得靈氣者，位居階梯的最高處，但對於生命與健康的重視，卻是隨歷史演進逐漸達成的。早期的政治家並不太注意個人生命的延續，而是更多地注重家族的延續。孟子云「不孝有三，無後為大」，正是此意。

再者，似乎只有將「生命」理解為「人」，才能準確概括中國哲學、宗教與文化的特徵。因為「人」有多方面需要治理：肉體、精神，以及相互關係。在中國歷史上占居主導地位的儒家「禮教」，講的主要是社會秩序，是人與人的關係，子夏云「學而優則仕」──治理萬物之靈被視為最高等的工作。古代的睿智哲人，在「近取諸身，遠取諸物」模擬思維方式的指導下，以為天地一太極，人身亦一太極，天地大宇宙與人身小宇宙的構造、運動規律可以互證類通。因而他們往往以人身生理、疾病之因、治療之道──這些易於理解、可以身驗的事例，去闡說治世之道，謂之「原診以知政」、「上醫醫國」。而真正能夠治理肉體疾患的醫療技藝，卻被視為「君子不齒」的百工賤業之一。

同樣，常常被解說成以追求長生不老為終極目標、以言說養生之道為主旨的道家學問，在早期其實與儒家「禮教」一樣，是一種言說如何治理社會的政治論。《莊子》中的〈養生主〉篇，實際上主要是講擅為政者，當如庖丁操刀解牛──順其紋理之自然。因此道家所講的「養生」，實際上乃是「治生」。到了漢代，道教的第一本經典《太平經》提出「我命在我不在天」的口號，時常被人用作闡說道教如何重視「生命科學」的論據。但實際上《太

平經》所鼓吹的卻是：行善可以「增算」（延長壽命）、作惡必至「減算」（縮短壽命）這樣一種宗教觀念。

　　同樣是在漢代這一中國傳統文化空前發展的重要歷史時期，作為一種政治論的道家學問才逐漸被解釋與改造成注重生命延續，甚至是追求生命永駐的「養生之道」。一系列至今仍被奉為醫學經典的著作，也是出現在這一歷史時期。同時，儒家的「仁政」也更多地涉及到對醫學技藝的需求。由於對父母應該「厚養薄葬」，故為人子而不知醫，不足以言孝；奉君持家者，亦需稍識醫藥，如此方能「上以療君親之疾，下以救貧賤之厄，中以保身長全」；為政養民者，不僅要操心人類社會綱常倫理、百姓的衣食溫飽，還要在疫病流行時施醫給藥。所以從骨子裡輕視自然科學與百工技藝的儒家禮教，卻間接地導致了上至帝王將相，下及庶民百姓對醫學的普遍重視。宋代以後有「儒醫」之說，知識分子將「認識生命」與「治理生命」提高到與「治人」、「治世」同等重要的地位，視醫學為「吾儒格物窮理之一端」，由此進一步推動了醫學，尤其是醫學理論研究的發展。知識分子「不為良相，則為良醫」的價值取向，無非是「治人」的兩個不同側面──「良相」治理由人組成的社會的疾病；「良醫」治理自然之人的肉體疾病，所以中國文化的確是以人為核心的文化。

　　「人」之地位的逐步提高，是文明發達的重要標誌之一，或者說是文明構成的要素之一。殉葬、傷殘肢體之酷刑的廢除，對於死刑的慎重，是「人」之地位上升、政治進步、文明發達的種種表現。而醫學的逐漸發達與受到重視，也同樣是「人」的地位

逐漸提高的一種表現形式與證明，同樣是文明不斷成長的一個重要側面。

三、醫學的文化研究

　　1990 年，李良松、郭洪濤編著的《中國傳統文化與醫學》（廈門大學出版社）問世並獲獎，似乎可以看作是中國開展醫學文化史研究的嚆矢。其後，李良松又與劉建忠合編了《中華醫藥文化論叢》（鷺江出版社，1996 年），繼續從文化的角度研究中國的傳統醫學。上海方面有馬伯英等著《中外醫學文化交流史》（文匯出版社，1993 年），以及馬伯英的個人著作《中國醫學文化史》（上海人民出版社，1994 年）。這些都是瞄準「醫學—文化」之關係，幅越五十萬字的巨著。此外還有諸如李經緯等編著的《中國古代文化與醫學》（湖北科學技術出版社，1990 年）；孫文采、王嬌娟圍繞著人參的歷史編寫的《中國人參文化》（新華出版社，1994 年）；中國中醫藥學會等編輯的《中國道家醫學文化研究》（黃山書社，1997 年）；以及各種側重時間、空間、氣象、陰陽五行、象數等與醫學之關係的專著出版。另外還有一些雖然沒有直接以「文化」為書名，但或是在緒言中強調其書注重文化研究，或是在內容中將醫學作為一種文化現象加以研究的著作。再者，各種各樣以「醫學文化」為主題的學術研討會亦可謂屢見不鮮。據此，

言「文化研究」風行於當代中醫界，諒不為過。同時，還有一類聚焦於歷史上與疾病、衛生、醫療有關的社會問題，名曰「醫療社會史」的研究。這兩方面研究的共性首先在於，在史料的利用方面均超越了古代醫學著作的範圍，諸如騷人墨客、九流十家、民俗故事等，皆在涉獵範圍。其次則是論述的視野寬闊，以致在許多情況下已然完全脫離了醫學的知識體系、醫家的實踐活動，或客觀存在的疾病現象，成為「沒有醫學的醫學史」或「沒有疾病的疾病史」[6]。總之，由於研究的範圍、利用的資料、所要說明的問題等已然超越了「醫學」的自然科學屬性，故加上「文化」二字以正其名。

我以為「中醫文化」、「傳統醫學與文化」或「醫療社會史」一類話題之所以盛行於中醫界和史學界，並形成相互影響、促進之態勢的主要原因是西方「文化人類學」的影響以及史學研究的自身發展所致。人類學起源於地理大發現時代歐美學者對現代西方文明之外的社會的研究；二十世紀以來，文化人類學與體質人類學分離。非西方的其他文明，被分別作為一個獨立的文化單元加以研究，因而西方的中醫研究很多都屬文化人類學範疇（或可稱漢學研究範疇），而不是將其作為一種「醫學」加以研究。在這種學術風潮的影響下，「某某文化史」成為時髦之語。

另一方面，就史學的發展而言，在本世紀史學發展中極具影響的法國「年鑑學派」的核心旨要，可以說就是提倡擴大研究與

---

6 例如，醫學史的研究無疑會包含各種疾病的歷史，而醫學文化史或醫療社會史的研究則會超越所有疾病，選擇「裝病的歷史」作為研究對象。

資料利用的範圍。民國以來「新史學」的出現，亦不越這一軌範。近年，臺灣中央研究院歷史語言研究所在前所長杜正勝先生的帶領下，開展了「另類醫學史」的專題研究，其實質即是擴大了史學研究的範圍——從以往的政治、經濟史研究擴大到「生命問題」；注目於以往史學家未曾注意的「醫藥學史料」，以此來彌補以往「文化史」研究的片面與不足。在這兩方面因素的綜合作用下，於是乎人文科學的研究中便出現了對於「人類自身」的特別關注——人類如何認識生命、身體、疾病、思維、感覺、夢、心理……，以及不同社會、民族、文化的認識有何不同。

　　文化研究盛行的另一個原因，是社會的發展為「文化人」提供了更多的生存空間。學醫的人未必一定要當醫生才有飯吃。不難發現，凡大談中醫文化者不外兩種情況：學過中醫，但無意於臨床，也無意於實驗或理論研究；文史哲出身，因某種因緣而對中醫有所瞭解，但並不懂如何治病，也不懂中醫何以能治病。儘管這兩種人的出身不同，但共同的特點是天生乃是一文人。中醫能夠治病這一客觀現象，對於他們的感官往往沒有任何刺激作用，或者在大腦中無法產生「共鳴」。因而自然就會無視傳統醫學的「科學」屬性，片面地將其視為一種傳統文化的遺存。還有一種情況是在某些人的頭腦中，習慣於將符合現代科學的東西稱之為「古代科學」，不符的統統稱之為「傳統文化」。因而儘管一般說來，中醫的知識體系與現代醫學有所不同，含有較多的文、史、哲內容，但請注意：這必須是在將現代科學、西方醫學定義為「醫學」的前提下才能成立，如果以傳統醫學自身為標準，那麼恐怕

所有的內容都屬於「醫學」的範疇。應該說，不管是從哲學、社會、宗教等任何一個角度對傳統醫學進行研究，還是搜羅騷人墨客詩詞歌賦中的病名、藥名、患病經過、醫家交往等，都有助於全面瞭解中華文明的重要組成部分——傳統醫學。

其實，早在數十年前，就曾有史學家感歎中國缺少真正的「通史」著作，即達到上下貫通、左右旁通之水準的「通史」。這樣的「通史」不是大而全、無所不包的「拼盤」，而是希望將我們現在習慣劃分的「社會科學」與「自然科學」兩大領域融於一爐。然而這個美好的願望恐怕永遠只能存在於東方地平線上——可望而不可及。「科學史研究應該由科學家來承擔，還是由史學家來承擔？」這個國際科學史界長期爭論的話題，反映出兩方面學者各有短長的實際狀況；而在此基礎上的全面融會貫通，更是難有勝任者。縱觀這些年國內的「醫學文化」研究，基本上屬於「歷史性的」，即主要圍繞著醫學與哲學、宗教、經濟、交流等等的關係，綜合性地探討醫學知識發生、發展的過程。所以從長遠的角度、宏觀的角度看，「中醫文化」、「傳統醫學與文化」的研究，應該視為史學研究的一部分，應該成為中國文化、中華文明的一部分。

四、以醫化人

站在「文化」原本是指教化民眾這一最原始的涵義上思考「文

化」，則不難理解古人何以會對鑽燧取火、鑿井築屋、嘗百草定可食等大加渲染。概因人類生活中一切看似平淡的小事，無不始於教化。在此之前，人類的生活與其他動物應該沒有什麼區別——使自己的生活適應自然環境。人類為自身的發展規定了方向，呈現出「自行馴化」的狀態，這就是「文化」。那麼醫學當中是否也存在著「文化」的過程呢？答案無疑是肯定的。中國人產後「坐月子」，不吃冷物、不妄作勞，而西方人則無此習慣；日本人原本是有這些習慣的，但明治維新後被西方醫學所「化」，產婦已毫無顧忌地吃起了冰淇淋[7]。中國人婦孺皆知受涼會感冒，但在西方人的思維中卻沒有將自然氣候與疾病發生聯繫在一起，而是必在病原體的感染上找原因。中國人說好發脾氣是「肝火太旺」，而法國人則認為消化不良是「肝火不足」所致[8]。民眾為何會有這些

7　「坐月子」是一個十分複雜的問題，需要專文詳加論說。因為(1)中國唐以前的醫學文獻中從未言及此事，宋代之後才突然出現，其源頭何在，有待深入研究；(2)「坐月子」在現代中國人的認識中，僅僅是指產後避風、避冷物、不妄作勞等等，但古代卻真的要「坐」，故稱「坐月」；(3)說西方人沒有「坐月子」的習慣亦不準確，據一位美國朋友講，在不太久的過去，美國人產後也有種種「禁忌」，所以應該將「坐月」譯為confinement。這或許正是confinement具有「分娩」與限制、禁閉兩種涵義的原因。

8　因為法國的古代醫學理論認為：胃是裝食物的「鍋」，肝是鍋下的「爐子」。爐火不旺，自然無法煮熟食物，所以法國人將暴飲暴食之後出現的消化不良現象稱之為「肝急變」。

普遍看法，如果以為原因在於「生活經驗」，那麼為何在具有「同樣身體」的「不同民族」間沒有產生共同的經驗性認識呢？所以這實際上是由於「醫學文化」——醫學的教化所決定的。不同的社會中有不同的醫學認識，因而教化的結果——民眾的普遍認識、生活習慣亦因而不同。古人說孕婦不能吃兔肉，否則生子成兔唇，民眾信而遵行之，於是便成了民俗、習慣、普遍認識，但這並不是生活經驗，而是被教化的結果。至於說中國的醫家為何會將疾病的發生與氣候變化聯繫在一起（準確地說是和天地間的「邪氣」聯繫在一起）；為何會有食兔成兔唇的說法；為何會將肝火與脾氣聯繫在一起，而不是與消化不良聯繫在一起，則是研究考察「認知方法」、「醫學理論」者的任務了。古人知道同姓結婚，其生不蕃，並以此教化民眾，但民眾並不接受這種教化。拒絕教化，也是文化研究的內容。禁止近親結婚在當代已成為法律，法律已然不是文化。越南在十二世紀前後接受了中國醫學理論後，民眾的語言中才開始出現「感寒」、「感熱」等辭彙以及相應的疾病觀，這個過程也是醫學文化——教化的過程。這類過程是怎樣進行的，進行當中異邦民眾接受了哪些、拒絕了哪些、改造了哪些、何以會接受、何以會拒絕等等，可以說都是「醫學文化」所應研究的內容。

　　求生是動物的本能，但在有病時接受醫學的治療卻不是本能，而是教化的結果。《史記》中談到「信巫不信醫」；《漢書》中鼓吹「有病不治，常得中醫[9]」，顯示了早期民眾對醫學的拒絕態度。經過不斷的教化，演變成當代民眾對醫學的絕對信任：「醫生說如

何治就如何治」，而且病人及家屬都沒有隨便翻看病歷（治療記錄）的權力。而在當代西方世界，這種將自己完全委付醫生、由醫生決定自己命運的時代已經過去──民眾被告知：你有權瞭解自己的病情、選擇治療的方法。

西方醫學傳入之後，中國民眾從「寧死不開刀」、「身上不能缺點兒什麼」、極端恐懼，到普遍瞭解、能夠接受手術療法的過程，並不是醫療技術本身的發展過程，而是文化的過程──接受西方醫學、被其所化的過程。

如此看來，如果我們不忘老祖宗說「文化」就是「以文化人」，那麼「醫學文化」的研究未必一定要搞得似乎是文人墨客的閒情逸致；未必一定要避讓開醫學理論與治療技藝的核心內容；未必要將傳統醫學劃分成「科學」與「文化」兩種內容。的確有許多應該研究但尚未被注意的題目值得注意。

五、人參文化

相信許多與我同齡的人都看過一部名為《人參娃娃》的動畫電影，或是讀過同名之書、聽過這個故事。但是你可能未曾注意：「人參」能夠作為童話故事、動畫電影的題材，說明故事的主題

---

9 此處之「中醫」，是「中等之醫」的意思。

具有廣泛的民眾基礎——許許多多的大人、兒童都知道人參，知道人參是寶貝；反之，這個童話故事的廣泛傳播又起到了進一步宣傳「人參是寶貝」觀念的作用。因而就這樣一部電影的存在而言，其本身就既是「文化」的結果，也是繼續「以文化人」的過程。當今有那麼多中國人將人參作為滋補保健品來服用，能說與這個故事沒有一點關係嗎？同樣，如果沒有《白蛇傳》故事的傳播，會有那麼多人知道靈芝仙草與雄黃酒嗎？儘管古代的醫學著作有所記載、中醫治病也使用這些藥物，但其宣傳效果、普及範圍肯定要小得多。

再者，《人參娃娃》的故事中還蘊含著另一個不容忽視的要點，即人參是個「娃娃」。這固然是一種「擬人化」的藝術處理，但根源卻是因為在傳統文化中，人參本來就具有「人」的特徵。在較早的文獻《范子計然》中說「人參出上黨，狀類人形者善」；其後則進一步被描述為「一如人體狀，夜有人呼聲」。另外，還有一些更加離奇的記述，如南朝宋劉敬叔所作志怪小說集《異苑》中說：「人參一名土精，生上黨者佳。人形皆具，能作兒啼。昔有人掘之，始下數鐸，便聞土中呻吟聲，尋音而取，果得一頭，長二尺許四體畢備，而發有損缺處。將是掘傷所以呻也。」《隋書·五行志》中亦提到：「高祖時，上黨有人，宅後每夜有人呼聲，求之不得。去宅一里所，但見人參一本，枝葉峻茂，因掘去之，其根五尺餘，具體人狀，呼聲遂絕。」

具有人體形狀的人參，自然與一般植物不同，古人以為其中蘊藏著某種「精氣」。例如漢代的《春秋·運斗樞》中說：「搖光

星散為人參，廢江淮山瀆之利，則搖光不明，人參不生。」這是
說天上的「搖光星」散落地上生成人參，如果皇帝的行為、政令
有問題，則天上的「搖光星」失去光輝，地上也不會生長人參。
同樣，《禮‧鬥威儀》也說：「君乘木而王，有人參生。」[10] 古代
的辭書《廣雅》將人參解釋為「地精」，即地之精氣凝聚而成。有
關十六國時期後趙的建立者石勒 (274–333) 的傳記中記載，由於
人參生於石勒的家園，故人們知道日後他必定顯貴不可量：「所居
武鄉北原山下草木皆有鐵騎之象，家園中生人參，花葉甚茂，悉
成人狀。父老及相者皆曰：『此胡狀貌奇異，志度非常，其終不可
量也。』」[11] 這個體奇貌異、有大志量、家園中生長了枝葉繁茂之
人參的胡人，終於當上了皇帝。此外，在漢墓出土的殉葬品中也
能見到人參，其目的是讓具有人體形狀的人參代替墓主人「受
過」。

　　具備科學頭腦的當代之人，當然不會認為一種植物長得像人
體形狀就有什麼神仙之氣，也不會想像人參能夠發出「兒啼」、
「人呼」之聲，他們通常是按照「科學的態度」與「唯物史觀」
來觀察醫學發展的歷史、解釋人類認識與利用自然藥物的過程，
以為人類對自然界中動、植、礦物的治療作用的認識，都是來源
於生活、生產實踐，即吃了某種東西之後，不僅充飢填肚，還有
某某治療作用，由此逐漸認識了草根樹皮的藥用效果。但這也許
並不是古人認識事物的真實途徑，就人參這種藥物而言，至少在

10　《太平御覽》卷九九一，中華書局，1960 年影印本，第 4385 頁。

11　《晉書‧石勒傳》，中華書局，1974 年點校本，第 2707 頁。

現存古代文獻的記載中，我們看到的卻是因其具備「人形」而引
起了人們的重視；是作為一種「徵兆」出現在現實生活當中。可
見，雖然人參在漢代已經入藥——出現在本草著作與醫方中，但
我們卻不能認為當時僅僅是將人參作為一味藥物來認識，至少還
同時認為人參是一種吉祥的徵兆，這種認識甚至有可能早於藥性
認識。歸納一下，人參進入人類生活後的情況如下圖所示。

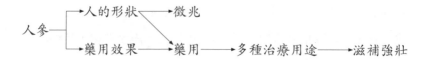

　　不論是作為吉祥的徵兆，還是作為藥用，最初顯然都與人參
的形狀有關；但服用之後，卻獲得了實際效用的體驗。實際上傳
統醫學中的藥物知識，往往都是源於這種分不清究竟是巫術還是
科學，是經驗還是先驗的認知途徑。然而不管怎樣講，在後來的
歲月中，人參的尊貴地位畢竟是建立在藥效的基礎之上。《潛夫
論》言：「夫理世不得真賢，譬猶疾不得真藥也。治疾當得真人
參，反得支羅服；當得麥門冬，反烝橫麥。己而不識真，合而服
之，病以侵劇，不自知為人所欺也。」《梁書》說：「孝緒母王氏
忽有疾，合藥須得生人參。舊傳鍾山所出，孝緒躬歷幽險，累日
不值。忽見一鹿前行，孝緒感而隨後，至一所遂滅。就視，果獲
此草。母得服之遂癒。」唐代李翺的《卓異記》載：「駱瓊采藥北
山月下，……於古松下得參一本，食之而壽。」均反映了世人是

將人參作為一種難得的寶貴藥材來看待的。此外，出產人參的朝鮮半島，將其作為貢奉中國朝廷的特產；唐代詩人的佳作中，時常談到以人參作為饋贈朋友的禮品；明清時期，蘇州等地有專營人參的「參行」等等，也都顯示了人參的身價。

正是由於人參的貴重，所以一般人治病，是用不起人參的。這種情況持續了多久呢？數十年前，中國百姓患病一般仍是不用人參的，因為人參屬於「貴重藥品」，公費醫療不允許報銷，所以概用黨參、沙參、太子參等代替。近些年，人們吃人參及人參製品已經相當普及，決定性的因素有兩點：一是經濟發展了，生活水平普遍提高了；二是人參的大量種植，導致「物不稀」，價格自然也就不貴了。然而雖說是經濟發達了，人參的價格相對而言不貴了，但如果將中國百姓的一般工資收入與人參等滋補保健品的價格相比，仍舊應該將其納入「高檔不耐用消費品」的行列。向來以節儉持家著稱的中國百姓，何以會在收入有限的情況下拿出可觀的錢去買人參、人參蜂王漿等滋補藥品呢？換個外國人，大概不肯將這種開支納入自己的家庭經濟計劃吧。這就需要看到：老百姓吃人參，是一種文化現象，也就是我們所要強調的「文化過程」。這個「文」，就是有關人參能夠滋補強身、有益健康的知識；而「化」的過程，卻大約花費了一千多年的時間才達到今日如此普及的程度。今天，如果我們就「最名貴的中藥材是什麼？」、「最有益於健康的中藥是什麼？」、「身體虛弱時應該吃哪種中藥？」、「以中藥為禮品時，選什麼較好？」這些問題進行一次問卷調查，相信許多中國人都會回答：是人參。甚至可以推想，

如果將調查範圍擴大到我們的鄰國朝鮮、韓國、新加坡、印度尼西亞等地，其結果都會是相同的。但是到了印度，情況就或許會大不相同，許多人大概會以他們心目中的神草「蘇摩」(soma) 為答，當然這時設問的題目必須稍加修改——不能再用「中藥」這個辭彙。

　　當以「人參」為例而談醫學之「文」與醫學之「化」的問題時，還應該從更寬泛的角度討論一下中國人對「虛」這一概念的認識與恐懼。在西方，人們不會將疲勞、乏力、虛弱等視為「疾病」；但在中國，這些都是疾病。醫生可以在病人詢問自己患了什麼病時回答說：虛證！包括氣虛、血虛，脾虛、腎虛，陰虛、陽虛等等。病人或許並不理解這些概念術語的準確涵義，但他們卻能夠滿意於這種「不明不白」的診斷——因為他們理解「虛」。對於「虛」這種疾病的恐懼，使得他們樂於購買人參等「治療虛證」、「能夠強身健體」的滋補藥品。用一句當代最流行的話來說，叫作「花錢買健康」。西方人也並非沒有「花錢買健康」的意識與行動，他們以旅遊休息、去健身房等等方式鍛鍊身體；中國人卻通常將這些視為「玩」。另外，韓國的醫史學家告訴我：在韓國，通常是婦女購買補藥吃，希望青春永駐，免得失去丈夫的寵愛。總之，我們在比較這些問題所涉及的方方面面時，會發現不同社會、不同文明間無所不在的差異。隨著西方文明的傳入與普及，中國人不僅也開始熱衷於旅遊健身，而且維生素、微量元素等符合西方「補藥」概念的滋補品也獲得了相當大的市場分額。這種差異漸呈縮小的趨勢，也是一種「以文化人」的過程，只不過是

以西方之「文」化東方之「人」，但傳統的觀念仍舊根深蒂固地發揮著潛在的影響。

文化的交流總是雙向的，北美雖然生長著我們稱之為西洋參、花旗參的植物，但據說洋人最初並不食用這種植物，僅僅是向中國等地出口。然而現在西方人不僅食用西洋參，而且開始從中國進口人參蜂王漿等滋補品。目前，西方醫學已經不再無視疲勞、乏力、虛弱等現象，儘管他們仍然不認為這是「疾病」，但至少承認這是不健康的表現，所以名之曰「第三種狀態」；隨著免疫學的進展，許多疾病被認為是因人體自身的免疫力低下所致，而人參等滋補類的中藥又被證明具有增強免疫系統功能的作用，那麼今後會不會出現「人參文化」漂洋過海，「化」掉西方人的局面呢？從根本上講，這還要看醫學的發展，要靠實驗醫學拿出足以令人信服的臨床統計資料與理論性的說明——因為他們畢竟沒有類似中國那樣的傳統文化。

有人將不同的文明比喻為雞和鴨。雞有雞的特點，鴨有鴨的長處。以西方近代興起的實證科學為唯一標準來衡量其他文明，就好比以雞為標準來衡量鴨。老百姓說「三十年河東，三十年河西」是有道理的，遇到水塘溝渠時，雞過不去鴨卻能過去。對於各種文化優劣短長的瞭解，好比說「既要知道有雞，也要知道有鴨」；對於各種文化之長處的吸收，好比是「養雞又養鴨」。

最後需要說明的還有一點，人參是滋補強壯藥的代表，但絕不是使人長生不老、青春永駐的仙藥，其危害也是不容忽視的。中國古代有句老話說：「人參殺人無罪，大黃救人無功。」一方面

是要人警惕人參也會致人於死地；另一方面則是針砭世人盲目崇信人參的時弊。歸根到底，中醫中藥講究的是「辨證施治」，最基本的要點就是要能夠區別疾病的陰陽屬性，再以相應的藥物補偏救弊。弄反了，則成為火上澆油、雪上添霜。

六、叫花傳藝

據司馬遷《史記》講，先秦時期著名醫家扁鵲的獨特醫療技藝，乃是得自異人長桑君的傳授。而長桑君之所以將自己的「絕技」傳授給扁鵲，其原因在於身為館舍管理員的扁鵲，禮待他十年有加，於是有一天：

> （長桑君）呼扁鵲私坐，閒與語曰：「我有禁方，年老，欲傳與公，公毋泄。」乃出其懷中藥予扁鵲：「飲是以上池之水，三十日當知物矣。」乃悉取其禁方書盡與扁鵲。……扁鵲以其言飲藥三十日，視見垣一方人。以此視病，盡見五臟癥結，特以診脈為名耳。

不管司馬遷採擷民間傳說編寫成的〈扁鵲傳〉中的這段故事是真是假，但類似的事情卻確實存在。

我的故鄉在三峽之濱的崇山峻嶺之中——以「昭君故里」而聞名的湖北省興山縣。舅爺家世代為醫，並開有自家經營的藥店。

由於樂善好施，所以在民國時期也算得上是當地名聲不錯的鄉紳之一。聽父親講：某日有叫花上門討飯，飽食一餐之後仍不肯離去，要求寄宿一段時間。此後叫花每日隨夥計吃住，既無人驅趕他，也沒有人注意他。

一日，叫花讓夥計將舅爺請來，聲稱自己要走了。舅爺笑道：「要走就走，莫非我還留你不成？」叫花道：「我吃了你家這許多時光的飯，總要有所回報，以示感謝才好。」舅爺一副漫不經心的樣子說：「你一個叫花子，能有什麼東西用來謝我？」叫花亦笑著說：「彭先生，你治病賣藥，我傳你些看病的本領如何？」隨即言說一二。這時舅爺才意識到：遇到異人了！此後自然是設宴擺酒、禮遇款待，聽其傳授。

眾所周知，技術與科學的不同點之一是技術所具有的經濟價值，當代社會推行專利制度，以求在保證技術發明者利益的基礎上，促進先進技術的使用與推廣。從這樣的角度出發，來看待在沒有專利制度保障的環境下，工匠對技術持「保守」態度，顯然就是十分自然與合理的了。醫學中含有大量的實用技藝，從某種角度講，醫生也是一種「工匠」——醫者，治病工也。然而在中國傳統醫學領域中，業者的技術價值觀卻要比其他領域複雜得多。首先，確有一部分醫療技藝的持有者將其視為「換飯吃的本事」而持保守態度。同時也有相當一部分人將醫學視為「仁術」，著書立說、廣授生徒、自費刻印，甚至將有用之方刻石立於路邊——概言之，希望採取一切可能的方式使天下之人皆能受惠於自己的醫學知識。但另外還存在著一種深深影響技藝持有者價值觀的理

念：「得其人乃傳，非其人勿言」[12]；「非其人勿教，非其真勿授，是謂得道。」[13] 概言之，非其人而傳，謂之妄泄天機；得其人不傳，謂之失道。這種技藝傳授的原則，見述於現存最早的醫學經典《黃帝內經》之中。從長桑君授藝扁鵲，到本文所講述的發生於現代中國社會的故事，都是以此為技藝傳授的指導原則，但這種傳授方式的「用心所在」卻未必相同。有著眼於「量才施教」者，如《靈樞·官能》謂：

> 明目者，可使視色；聰耳者，可使聽音；捷疾詞語者，可使傳論；語徐而安靜，手巧而心審諦者，可使行針艾，理血氣而調諸逆順，察陰陽而兼諸方；緩節柔筋而心和調者，可使導引行氣；疾毒言語輕人者，可使唾癰咒病；爪苦手毒，為事善傷者，可使按積抑痹。各得其能，方乃可行，其名乃彰。不得其人，其功不成，其師無名。故曰：得其人乃言，非其人勿傳，此之謂也。

　　另一種情況與發生在宗教群體中的「宗派」現象有些相似。宗派與學派的區別在於，它不僅有自己的學說，而且還有某些特定的「教規」，並和財產的繼承權相關而更加強調「衣缽傳承」。在今本《黃帝內經》中，專論某種特定脈診方法的《素問·三部九候論》見有「歃血而受，不敢妄泄」之語；專論另一種脈診之

---

12 《靈樞·官能》。

13 《素問·金匱真言論》。

法的《靈樞‧禁服》亦說：「此先師之所禁，坐私傳之也，割臂歃血之盟也。」講授運氣學說的《素問‧氣交變大論》則謂：「非齋戒不敢發，慎傳也。」由於醫學知識既是一種財產，同時又是一種學說，因此醫學知識的傳授便流露出與宗派具有「教義與財產」雙重涵義之「衣缽傳承」相同的味道，尤其是某些在當時屬於具有特殊意義的醫學知識與技藝——例如脈診。而當這種技藝的傳授附帶有「歃血為盟」等儀式時，宗派的性質也就更加明顯了。這種「宗派」式的醫學傳授，在後世大概主要存在於道教群體之中，但在日本「近世」（江戶時代）卻表現得遠比中國明顯，諸如「道三流」、「意齋流」等冠以師祖之名的醫學「宗派」比比皆是，各具特色的醫療技藝也僅限於傳授給本門弟子。

　　第三種情況可以叫做「老師對學生的追求」。由於人命至重，所以如果沒有良好的醫德，則越是握有高深技藝，就越可以用其搜刮民財，干預造化（例如墮胎、轉女為男[14]），甚至助紂為虐，奪人性命。醫學這種既可救命亦可害人的「雙刃劍」性質，與「開鎖」的技藝十分相似——既可助人解困、亦可入室自盜，因而為師者在選擇弟子時往往會對「德性」如何有所考慮。同時，要想真正掌握「只可意會，不可言傳」的醫學技藝，還需要一定的「悟性」。正如唐代大醫家孫思邈所云，一個好的醫生應該「行方、智圓、心小、膽大」，如此可作「蒼生大醫」，反此則是「含靈巨賊」。為師、為父者，對於德、才有所欠缺者，往往會「只傳些看

14 不管胎兒的性別是否真的可以轉換，但古代醫生認為這是可以辦到的。

家吃飯的本領」──使其既不致為生活所困，又不致恃「技」作孽。所以要想找到一個真正能夠繼承衣缽的合適人選，絕非易事，不僅要靠老師去發現、去追求，還得有緣分。據說，在諾貝爾獎得主間呈現較高的「近親繁殖」現象，也與作為獲獎者的老師求賢若渴地「追求學生」具有一定關係。他們通常會以獵人般的眼睛搜尋「可以作為學生」的優秀人才，並將其網羅麾下、著力培養。從這一點講，本故事中的「窮叫花」與身為科學巨匠的諾貝爾獎獲得者，倒是具有某些人格上的相同之處。

真是無法將持此種「師道」者，與那些一生辛苦育人、桃李滿天下者放在一起來評論其優劣短長、孰是孰非。兩種「老師」都是社會生活中的現實存在，也都十分高尚、令人欽佩，其區別在於他們具有不同的人生道路──前者以「出世」的瀟灑風度行「濟世」之實；後者以「入世」的積極態度實現「園丁」的理想。再者，他們所握「知識」的性質也必定有所不同，前者握有的一定是「個性」；後者握有的一定是「共性」。

沒有人知道那位叫花子究竟傳了哪些「技藝」給我的舅爺，但他手中從此有了一種神奇的「布」──含在口中，任何疼痛皆堪耐受。

發生在舅爺家的事，令我的爺爺頗為好奇。因為雖然他經營的只是縣城中的一家點心鋪，但也好醫、好善──在家中供養了一位懂醫的孤老王慈臣，為百姓療疾治病不取分文；且每晚少不了要聽王老先生談醫論道。所以自然要屢屢向舅爺詢問這「布」到底是怎做的，但舅爺卻總是閉口不談。被纏得無奈，才大致講

了些皮毛：上山採藥時在腰間纏上一塊布，將某些藥物的漿汁塗於布上；到病人家看病時，再用此布揩病人之汗，且越是重病越佳，如此重複多次，布厚如革即成。

爺爺最終沒有問出「神奇之布」上究竟塗了些什麼藥，所以後來也當了醫生的爸爸只能是將這段傳奇故事告訴孩提的我；舅爺死了，昭君故里再沒有人知道「神奇之布」的做法；叫花子走了，不知他是繼續使用這樣的方式去「發現」值得傳授技藝的「有德之人」呢，還是覺得已然完成了傳授大任而如釋重負。「神奇之布」的製作方法大概真的再也沒有人知道了，這種「技藝的失傳」是否令人惋惜呢？我看倒也未必。因為即便其製作方法仍然為人知曉，當代大概也無法繼續使用這種獨特的製作工藝；再者，普魯卡因等麻醉藥已然完全解決了手術止痛的需要。同時我們還必須認識到，中國傳統醫學作為唯一存活下來的「傳統科學」，其存活的「理由」並非在於某些特殊的「技藝」，而是因為其中蘊含著一種與近代醫學完全不同的思維方式，以及以此種思維方式為基礎建立起來的理論體系。當然，其中也的確不乏種種足以令世人矚目的美妙技藝。

七、《古脈法》與道教醫學

由於成書於今本《黃帝內經》之後的醫學經典《難經》開篇

即提出這樣一個問題：「十二經中皆有動脈，獨取寸口，以決五藏六府死生吉凶之法，何謂也？」又由於在西晉太醫令王叔和所著《脈經》中才開始見到將兩手的「寸口脈」[15]分成寸、關、尺三部，用以診候人體上、中、下（或五臟）氣脈盛衰與疾病狀況的診脈方法，所以一般認為：中醫的診脈方法發展成現今所見之方式，確實經歷了一段漫長的歷史過程，並將王叔和作為脈診之法發生根本性轉變的始作俑者，賦予這位魏晉時期的太醫或褒或貶的種種評說。

儘管誰也不知道早期的中醫究竟是如何診脈的，但根據湖南馬王堆、湖北張家山漢墓出土的竹簡帛書，及傳世的今本《黃帝內經》、《難經》等醫學經典中所存留的馬跡蛛絲，大抵可知古代醫家曾經使用過諸如「分經候脈」、「三部九候」、「四時脈法」、「人迎寸口診」等一些與現今所見中醫診脈之法不同的脈診方法，所以我在討論中醫診脈之法的發展演變時[16]，將這些早期的診脈之法統稱為「古脈法」。也不知道在浩如煙海的古今中醫著作中是否早已有人使用過「古脈法」一詞，但我以此概括與指稱那些見之於古代醫學經典、現今早已廢棄不用的診脈方法，卻完全是由於家學淵源的影響——在家藏醫書中，有名之曰《古脈法》的抄本一卷。

15 即位於手腕的橈側動脈。

16 廖育群，〈漢以前脈法發展演變之源流〉，《中華醫史雜誌》，1990年第4期，第193頁。

　　《古脈法》出自家父之手，其
主體內容卻是源於一位具有奇特經
歷的四川醫家周潛川的講述。周潛
川 (1908–1971)，祖籍四川威遠縣，
世居成都。早年從軍為護士；後得
岳丈資助，入國立武漢大學；又以
官費赴英國學軍工化學。回國後習
武術受傷，幸得丹藥救治而痊癒，
故好岐黃。離軍後，負笈峨嵋、貢
嘎、青城、武當諸山，遍訪民間宿

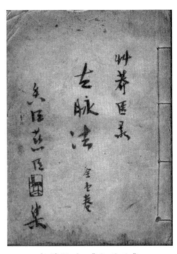

家藏抄本《古脈法》

醫與精諳醫術之僧道，獲益良多，家資亦盡耗於此。個人天資與
如此經歷，使得周氏之學既能旁及諸子、術數、氣功、武術，又
始終以醫家的理論與實用技藝為核心；既得道家真傳，又旁通儒
佛兩教；既有留學海外的經歷和西方近代實證科學的薰陶，又能
堅持東方傳統文化的韻味。這些都是一般醫林人物難望項背之處，
其所成就的頗具特色的一家之學，自然與古往今來靠文字功夫吃
飯的「醫學教授」、以及在這個知識體系下養成的醫家不同；當然
也與各承家技、混飯糊口的江湖郎中有異。

　　抗戰結束，周氏懸壺上海。50 年代應社會名流之邀來京施
診；又以效奇而蒙諸翁向中央舉薦，遂在衛生部某副部長的安排
下，由上海遷至北京「三時學會」舊址應診，晚間開講授業。記
得當時周氏的診費為人民幣五元　（足夠維持一般人的每月生
活）──如此昂貴的診費可以說明其「身價」。60 年代初，因治

癒山西省委秘書長之頑疾痼病，又被盛情聘入山西省中醫研究所
工作。此間周氏每年應邀赴各省、軍區為高層人物治病，講授氣
功與養生之道，但不久即因此蒙難入獄而亡。周氏以寫書、授徒、
煉丹為平生之「三願」，但除了在山西工作期間曾撰寫並出版《氣
功藥餌療法與救治偏差手術》、《峨嵋十二庄釋密》外，其他均是
述而未刊的草稿與課授生徒的講義。其門人將這些材料記錄整理
成《丹醫語錄》若干卷（表 1），相互傳抄或油印散發。

表 1　周潛川著述目錄

序號	書名	序號	書名
1	丹醫語錄・陰陽大論品第一	19	溫病心法十訣
2	「玄門四大丹」秘授	20	試論王叔和
3	丹醫語錄・證治大法品第二	21	四川草藥簡輯
4	丹醫語錄・針灸大法品第三	22	峨嵋白雲禪師考
5	丹醫語錄・骨傷科大法品第四	23	醫易大要
6	丹醫語錄・外科大法品第五	24	太素脈法評介
7	《黃庭經》受業筆記第六	25	潛川先生《三焦論》
8	天罡指穴法受業筆記第七	26	潛川先生《三消論》
9	丹藥概要	27	經絡「裏支」內照圖
10	「玄門九九八十一小丹」秘授	28	癲、狂、癇三大證治心法
11	毒龍丹證治應用 100 法	29	考《奇經八脈考》
12	氣功藥餌療法與救治偏差手術	30	《神農本草經百種錄》補注
13	氣功糾偏藥療法	31	《內經知要》述義
14	養生學講義	32	胎臚旨要
15	農村醫生卅門	33	改進人類素質之設想

16	望神氣術（又名《望診 240 條》）	34	醫學密典（未完成）
17	分經候脈法	35	驗方回憶錄
18	傷寒心法十訣	36	《峨嵋十二庄釋密》

　　我手中存有周氏 1962 年在河北中醫學院講述「分經候脈法」時的記錄稿（目錄中的第十七種），其第一部分述「分經候脈」之由來，全文如下：

分經候脈法[17]

（周潛川大夫報告）

分經候脈之由來：

古人的分經候脈與現今獨取寸口切脈法有很大區別。分經候脈不僅具有很多優點，而且在中醫理論上也是很有根據的。王叔和的《脈經》，高陽生的《脈訣》是我國較早的兩部脈學專著。在此以前有關脈學的記載，則散見於各醫書之內。但不論專著也好，散載也好，既往有關脈學的知識均很不系統。並且受了舊文字的限制，令人難以體會及掌握。從醫生診脈時的差別性極大的情況，就說明切脈法缺少一個客觀的標準。也表明過去脈學根據是不夠完備的。

---

17 記錄稿前見有河北中醫學院的如下識語：

本院於 1960 年 12 月 27 日邀請周潛川大夫作分經候脈法的報告，對繼承發揚祖國醫學中的診斷法，是很珍貴的資料。本文係記錄稿，未經本人審閱，難免有與原義不符之處。倘有訛誤，經周大夫審閱後，再行更正。

河北省中醫研究院 1962 年 5 月 11 日

晉以後由於大家都捨難從易，在四診中大都偏重於問診了。切脈不但含糊不清，而且僅僅限於太淵、寸關尺三部而已。這樣就失去了《內經》的原義。《內經》中還強調天地人三部合參的切脈法。仲景在《傷寒論》中也曾批評過切脈「按寸不及尺，握手不及足」的不合理。由此可見現今流行的脈學及檢查方法已很是失去了古人的真傳，不絕如縷了。由臨床工作及師傳的體驗中，感到古人分經候脈的診斷方法可靠性是很大的。這部分遺產，《內經》中雖有部分記載，但之後的醫書內已經失傳。歷代名家如喻昌之流，雖然批駁王叔和《脈經》的錯誤，卻沒有具體糾正它。因此醫家已不習慣分經候脈法，但它卻被保存在丹道家的手裡。現在所流行的青城派道士張太素所撰的《太素脈》，還不是丹道家脈學的真髓。然而它已比王叔和、高陽生的脈學高出一籌了。宗教內部所保留下來的脈學，多是口傳或抄寫等傳授，簡單、具體，常常僅憑切脈就能辨證疾病所在。丹道家脈法被稱為「太素脈」，其涵義並不是因張太素而得名，乃是根據「太素」二字為人「形生」之始生的意思。即舊說「太素者，形之始也」，才這樣立名而稱呼的。人身有了病，檢查其「形生」的脈學，就被叫作太素脈。太素脈在秦以後晉以前，已相當完備了。晉以後則逐漸隱晦起來。金元四家以後在醫家中已不流行。但是今天從醫家和諸子百家的零星記載中，從宗教內部的著作中，從以後對太素脈的批評中，我們還可以概括的看出它的全貌來。另

外從印度的佛教中還傳來了一套脈法，它與丹道家的脈相似，現存於西藏密教「醫方明」經典內，有少數喇嘛能掌握，對人體氣脈比丹道家分得還要複雜，左右共有一百部脈（丹道家才二十部脈，即十二經與奇經八脈）。不過其中有好多是純宗教的東西，不切合醫藥的應用，「醫方明」經典未傳到內地來，但是從丹道家內部及「醫方明」入手，是可以挖掘出許多脈學寶藏來的。太素脈及「醫方明」脈不是根據解剖屍體的方法，從外部求得的，而是根據「內視」的方法。從活人體上向內求得及建立其理論體系的。他們主張用分經候脈的方法，來診斷臟腑氣脈的疾病，每一經脈都有其專門的作用，抓住了脈的「體」和「用」之後，再把所有的脈互相勾通起來，掌握住他們彼此間的關係，這樣才能真正做到辨證論治及分清陰陽表裡寒熱虛實，正確地做到辨證。而彼此間的關係中最主要的母子生化的關係，即相生相剋的道理及表裡的關係，這樣根據後天形生的色相，從而推論先天受氣的偏盛。從推斷臟腑平素的強弱和已經受病的虛實，而定其人的壽夭、性情、生死、吉凶。

該講稿的第二部分從各脈的「所候」、「部位」、「診法」、「所主」四方面分述二十部脈的具體診法與主病，實即《古脈法》抄本的主體內容。限於篇幅，在此僅抄錄「手厥陰心包絡經」一節以為舉隅。

離經脈第二　　易曰：一陰夾於二陽間，故曰離。以象心之用。

一、所候：手厥陰心包絡經。

二、部位：甲、鬼哭穴（在中指尖下）。

乙、蟹眼穴（中指本節與第二節交界橫紋處）。

丙、外勞宮（手背中指本節內側歧縫間，脈管呈人字紋處；一說與內勞宮相對，脈診當依前說）。

丁、天河穴（由外勞宮循歧縫上行至手腕關陷中有脈處）。

三、診法：分候脈、候氣、候寒熱三部。

甲、以離經指法候鬼哭穴之脈跳（但有人離經脈行於指尖兩側），陽脈為心陽外開，陰脈為心陽不足。

乙、此以候氣：捏鬼哭穴，外勞宮脈動加大；捏蟹眼穴，天河穴脈動加大，以候心氣。與候脈結合，則用以推氣與脈之間的辨證關係。左右手相比較，則可推心氣心血之辨證關係。

丙、候指尖寒熱。

四、所主：甲、小兒出疹發痧，身雖熱，而指尖冷。

乙、離經無脈者，可斷其心氣不出井，為心氣虛故。四逆者，必先見離經寒，次發展及手，厥過肘者不治。

丙、產婦分娩時離不出井，如氣（熱）與脈（動）
　　由本節逐漸向上發展，待達於指尖，則宮
　　口開大已至少三寸，胎兒將立刻娩出。
丁、離洪實而動甚者，慎勿投開散心氣之品。
　　證治大法詳《證治大法品》。

　　《古脈法》的抄寫者（如果從它是《分經候脈法》的抄本的
視角出發）或撰寫者（如果以為它屬再創作）站在尚古、復古的
立場上，對西晉王叔和及從那時開始使用的「獨取寸口」的脈診
方法持更加嚴屬的批判態度，並深信包括「十二正經」與「奇經
八脈」合計二十部脈（表2）的「分經候脈」之法就是古聖垂訓，

表2　「分經候脈法」的脈名、所候

脈　名	所　候	脈　名	所　候
太淵脈第一	肺經	竿珠脈第十一	小腸經
離經脈第二	手厥陰心包絡經	庚金脈第十二	大腸經
守靈脈第三	心經	吏倉脈第十三	胰經
趺陽脈第四	胃經	水曹脈第十四	膀胱經
人迎氣口脈第五	上下氣血盈虧	督脈第十五	督脈
青龍脈第六	肝經	衝脈第十六	衝脈
太衝脈第七	肝經，又為候血分之專脈	帶脈第十七	帶脈
龍曜脈第八	膽經	任脈第十八	任脈
神闕脈第九	脾經，亦候胰	陰陽二維脈第十九	陽維脈、陰維脈
育嬰脈第十	腎經	陰陽二蹻脈第二十	陽蹻脈、陰蹻脈

表現出此類早年受近代科學養成教育之人，在接觸到中醫這樣一種傳統文化與技藝後所具有的執著態度與認知方式。這種現象並非僅僅出現在中國，據精通梵文的日本科學史家矢野道雄講，印度傳統醫學的復甦，乃是由於「在受過現代教育、歐洲學問之洗禮而意識到自身傳統的人之間，發生了復古主義運動。」[18]

　　不管這種「分經候脈」的診脈方法是不是西晉王叔和《脈經》之前的文化遺存，但確屬浩如煙海、汗牛充棟的傳世醫書中所看不到的內容。由於我的師爺是在「道教醫學」這家鋪子裡學到這門手藝，所以難免又要引得我對「道教醫學」這個熱門話題說上幾句。

　　清代文人劉鶚在其所著《老殘遊記》中評價三教異同時說：

> 儒、釋、道三教，譬如三個鋪面掛了三個招牌，其實都是賣的雜貨，柴米油鹽都是有的。不過儒家的鋪子大些，佛、道的鋪子小些，皆是無所不包的。

但是就「三教醫學」而論，情況卻有所不同。從某種角度講，道教呈現給人們的印象簡直就是古代研究生命科學的一個「神秘大本營」。不僅許多歷史上著名的醫學人物（如六朝的葛洪、陶弘景，唐代的孫思邈等）本身即屬道教中人，而且諸如房中、氣功、內丹、外丹等所有帶有神秘色彩的養身之道幾乎都與道教具有密切的關係，乃至道教研究者通常都會認為「道教是以追求長生成

---

18 矢野道雄譯，《印度醫學概論·解說》，朝日出版社，1988年。

仙為最終目標的宗教」[19]。所以「道教醫學」的鋪子似乎要比「儒家醫學」、「佛教醫學」的鋪子大得多。然而是否存在著一種獨立的道教醫學？卻是一個無法用三言兩語就能說清的問題。首先，顯然不能將具有道士身分之人使用的醫療方法、及其醫學言論與著作，或在其屬領之地進行的醫療活動，統統視為「道教醫學」。那麼是否應該像研究佛教醫學者所定義的那樣：是產生於特定宗教思想的醫學[20]。然而這時我們又會發現，與道教有關的一切生命之學和實踐，諸如修身養性、順應自然、藥餌飲食與房中術等等，都可以追溯到道教產生之前。即便是最具道教色彩的金丹大藥，也不過就是要將金石不朽之性轉移到人體——建立在交感巫術思維方式上的一種具體實踐而已。可以說，道教求仙與養生方面的實踐，是各種神仙方術與醫學知識的集合；道教的宗教哲學與思想體系，是在將作為一種政治論的道家思想解釋成求仙與養生之道的基礎上構建起來的。可以說，道教從一開始就缺乏睿智哲人式的奠基人，所以只能奉老子為教祖，以《老》、《莊》為經典。然而從另一方面講，道教又是一個巨大的載體——被改造成

---

19 張欽，《道教煉養心理學引論》卿希泰序，巴蜀書社，1999 年。

20 陳林〈試談佛教醫藥與醫學的聯繫〉一文中談到：「佛教醫藥是具有佛教信仰特徵的醫藥，是自我覺悟、自我制約、自我治療保健的醫藥。是客觀存在的、與醫學相關的社會現象。不能把佛教醫藥簡單片面地看作是存在於佛教中，又與佛教無關的醫學；看作是由寺院、僧人掌管的，與醫學的醫療方法和用藥完全一致的醫治疾病的方法和藥物運用。」（文載李良松、劉建忠主編，《中華醫藥文化論叢》，鷺江出版社，1996 年，第 80–81 頁。）

養生之道的道家思想，在歷史上的地位與影響，已然遠遠超過了
作為一種政治論的道家思想；相對儒家正統禮教而言，更具哲學
味道的「玄學」，與道教思想彼此呼應；各種法術借助這個載體獲
得充分的發展，復又滋養與融入這個載體本身；自然的名山與人
文的寺觀相得益彰，助長著自身的神秘性與民眾的崇信度。考慮
到道教思想所具有的普遍性——在任何一個歷史時期皆為世人所
廣泛瞭解，因而從理論上講，諸如《古脈法》這種雖然帶有一定
的道教色彩，但從總體上講仍然是以古代醫學理論為基礎的醫學
知識，也完全有可能產生於道教以外的環境中。然而按照印度人
的思維方式說：未發生之事是沒有原因可言的（無果即無因），而
對於發生了的事情就應該努力去探尋其原因（有果必有因）。所以
在審視與思考「道教醫學」的問題時，與其刻意於那些不過是中
國傳統文化與哲學思想一部分的理論，毋寧將注意力集中在道教
人士特定的生活環境、知識結構、修煉方式與傳承制度上。換言
之，就道教而言，或更加局限到諸如《古脈法》這樣一個十分具
體的個案而言，儘管宗教儀軌與醫學知識的形成及發展並無直接
聯繫，但這些或許才是使得此種有悖官學正統、獨具一格的知識
能夠形成於斯，並在師徒間代代口耳相傳的必要土壤。從這一立
場出發，可以說確實存在著值得注意與研究的「道教醫學」。但這
種關注與研究的重點，既不是煉丹、房中等等雖可謂之「生命之
學」，但與治病療疾並無直接關係的神仙方術；也不是「道藏醫
籍」那種僅僅是在形式上與道教和醫學似乎均有關係，實則與一
般醫學無異的表面現象，而是諸如《古脈法》中的醫學理論與道

教「生命知識」間的密切聯繫。

例如在《古脈法》中多次言及道教太清派的著作《黃庭經》[21]，歐陽脩〈刪正黃庭經序〉謂此書係「魏晉間道士養生之書也」；當代學者亦認為此書是「早期古典氣功學專著」[22]。該書以人體臟腑等處皆有主神之說為本，《古脈法》中將與心、腎、脾、膽相關的脈分別稱之為「守靈脈」、「育嬰脈」、「常在脈」、「龍曜脈」，正是源於《黃庭經》中「心神丹元字守靈」、「腎神玄冥字育嬰」、「脾神常在字魂停」、「膽神龍曜字威明」的說法。然而這還不過是一種表面現象，更為重要的是《黃庭經》中談到「內視」——「內視腸胃，得見五臟」、「自見五臟腸胃」等。「分經候脈法」中以此作為丹道家脈學建立的基礎——丹道家根據「內視」的方法，從活人體上向內求得及建立其理論體系。

不管「內視」之說是否真實，《古脈法》與所謂的「氣功」之學間的聯繫卻是顯而易見的。在許多脈的診候中，均可見到「候脈」與「候氣」之法並存，甚至是只候氣不候脈。這種潛藏寺觀之中，既難為世人所知、亦不欲為世人所知的學問，非如周氏有「負笈峨嵋、貢嘎、青城、武當諸山，遍訪民間宿醫與精諳醫術之僧道」的求學經歷，是不可能獲得的。

21　《黃庭經》之名始見於《抱朴子‧遐覽》。該書由《內景經》與《外景經》兩部分組成，一般認為《外景經》早出，傳自西晉女道士魏華存；《內景經》由《外景經》推衍而成。

22　詳見馬濟人主編「氣功‧養生叢書」所刊《黃庭經》（上海古籍出版社，1990 年）的「解題」。

八、復古心態

不知「尊古賤今」之風究竟起於何時，但在漢朝人的著作中已能看到對於這種思想觀念的論說：

> 世俗之人多尊古而賤今。故為道者，必托之於神農、黃帝而後能入說。亂世闇主，高遠其所從來，因而貴之。為學者蔽於論而尊其所聞，相與危坐而稱之，正領而誦之。(《淮南子・修務訓》)

《淮南子》的作者在批評「尊古賤今」之風時，指責「托古入說」者的目的是為了「亂世闇主」，大概沒有留意這本身也是一種「尊古賤今」的心態。好在像醫學這種「君子不齒」的技藝，大概談不上會有什麼亂世闇主的罪責，至多不過是「高遠其所從來，因而貴之」；使「為學者蔽於論而尊其所聞，相與危坐而稱之，正領而誦之」而已。

「托古入說」，主要有兩種形式。一是「偽托」──徑將新作說成是古聖遺墨；一是「六經注我」──借闡述古人微言大義之名，行宣揚自己主張之實。這兩種形式，在醫學領域中均有所表現。就前者而言，諸多托名著作，如宋以後人托名孫思邈撰《銀海精微》、1920 年由上海古書保存會鉛印發行的《華佗神醫秘傳》

等皆屬此例。而後一種表現形式則比較複雜，包含有多種不同情
況。首先，應該說這是學術發展的自然軌跡——在前人知識的基
礎上，不斷補充與發揮。其作者或許根本沒有想到要「高遠其所
從來」，或使後學「正領而誦之」。例如《靈樞・小針解》和《素
問・針解》兩篇的作者，對於保存在《靈樞・九針十二原》中的
原始經文的注釋（參見表3），即可以看作是一個典型的例子。可

表 3　《素問》、《靈樞》對原始經文的不同注釋

原文※	《靈樞・小針解》	《素問・針解》
凡用針者，虛則實之，	所謂「虛則實之」者，氣口虛而當補之也。	刺「虛則實之」者，針下熱也，氣實乃熱也。
滿則泄之，	「滿則泄之」者，氣口盛而當瀉之也。	「滿而泄之」者，針下寒也，氣虛乃寒也。
菀陳則除之，	「菀陳則除之」者，去血脈也。	「菀陳則除之」者，出惡血也。
邪勝則虛之，	「邪勝則虛之」者，言諸經有盛者，皆瀉其邪也。	「邪勝則虛之」者，出針勿按。
⋯⋯	⋯⋯	⋯⋯
言實與虛，若有若無；	「言實與虛若有若無」者，言實者有氣，虛者無氣也。	「言實與虛」者，寒溫氣多少也；「若有若無」者，疾不知也。
察先與後，若存若亡；	「察先與後若存若亡」者，言氣之虛實，補瀉之先後也，察其氣之已下與常存也。	「察先與後」者，知病先後也。
⋯⋯	⋯⋯	⋯⋯

※原文見於《靈樞・九針十二原》

以說這兩篇「注釋性」論文的作者不過是按照自己的經驗來理解「原始經文」的含義。換言之，如果這種闡發所表述的思想僅僅是注釋者自身經驗的話，那麼就不妨說：醫學的理論與實踐在這時已然出現了變化——革新。

以上一節所談到的《古脈法》為例，將不知成於何時的診脈方法說成是秦漢時期的舊法，在表現形式上無疑可以說是一種「托古」表現。然而與其說在作為「分經候脈法」講稿與《古脈法》作者的師徒二人心中存在著明確的「托古」打算，倒毋寧說他們是不自覺地懷有強烈的「尊古」心態。例如在「分經候脈法」講稿中明明談到：在王叔和《脈經》與高陽生《脈訣》之前，有關脈學的記載不過是散見於各醫書之內。有關脈學的知識均很不系統。但其後又說：切候形生的太素脈，在秦以後晉以前，已相當完備了。後人之所以不知，不過是因為「晉以後逐漸隱晦起來」。《古脈法》的作者亦是同樣，以為「古之脈學真髓已不可見」。

「尊古」心態的形成，是由多方面的因素決定的。首先，人類普遍具有「崇拜」的心理需求。一切虛構的神靈、古代的聖人、泥塑的菩薩、活著的偶像，皆具有滿足人類此種心理需求的功能。而在傳統醫學的知識領域中，後人「打造」的崇拜對象，不僅包括諸如扁鵲、華佗、張仲景那樣的醫聖偶像，還有一個最具魅力的抽象偶像——「古代學術」。這種心態，不僅在中國的傳統醫學中表現強烈，同樣也存在於周邊國度。例如日本的漢方醫學在已然接受了中國的宋明醫學理論與治療方法後，如同社會中湧起了批判朱子學、提倡孔孟儒學正統一樣，在醫學領域中也興起了

摒棄宋明醫學、獨尊漢代張仲景《傷寒論》的「古方派」。又如，「印度人通常認為所有的東西都是起源於印度，因為相信阿育吠陀在世界上是最古老的，所以即便是新傳入的東西亦被梵文化、納入文獻之中，認為那是自太古以來就存在的」;「復古主義者主張阿育吠陀是絕對優越的，但在伊斯蘭與英國統治期間墮落了，如果恢復其本來的清純之姿，則可凌駕西洋醫學之上」[23]。

　　「尊古」之風帶來的必然結果是泯滅了學者的自信——他們似乎從來不敢想像：我也有能力創造出新的、更好的理論學說或實用技藝。在他們看來，古代醫學從建立之時起就是一個盡善盡美「完成體」，已然沒有發展的可能;一切新生事物，不過是「得道」的過程。這個過程的實現，或是因為有「得道」先人的傳授，或是因為「悟性」使然——悟出了古代聖仙心中所藏的奧秘與具體的運用方法。在這條學術發展軌跡上，一切新知識的形成無疑都不會被看作是對舊有理論與體系的批判，而僅僅是「闡發」。這一過程周而復始不斷循環的結果，是不斷增強著「古代學術」的光輝與可崇拜度。

　　當我們看清了傳統醫學發展過程中隱含的這種「創新」方式後，就會自然而然地得出一個根本性的結論：當代存活著的傳統醫學，並非古代傳統醫學的「克隆」（複製）。因而儘管從表面上看，現代科學旗幟鮮明地以「進步」、「超越前人」作為心中的理念、追求的目標和價值判斷的標準;而傳統醫學卻是被盲目崇拜

---

23 矢野道雄譯，《インド醫學概論·解說》，朝日出版社，1988 年。

的「尊古」之風所籠罩，從來不敢理直氣壯地去談「創新」，甚至於連想都不敢想，但實際上無論「尊古」還是「復古」，都不過僅僅是一種心態，而不是客觀事實。

九、「名醫」的故事

某日，同事王女士閒聊道：「前些時候兒子病了，將雲集中醫醫院的教授、專家號掛了一遍也沒看好。一生氣，花一角錢掛了個小大夫的號，卻藥到病除。你說怪不怪？」

看官，你覺得這事怪嗎？以其為「怪」者，自然有「怪」的道理，因為照理說，老專家的經驗必定豐富、教授的水準自然應該比「嘴上無毛」的小大夫高，何以沙場老將反不如初出茅廬者？──真是沒道理！認為「毫不奇怪」者，一定是生活經驗豐富的長者，因為「我們這個社會中，不符合理性的事情難道還少嗎？」──然而這畢竟只是一般生活經驗的演繹，箇中原委還得聽業內人士為你細細道來。

我也曾在這家醫院學習、工作過兩年。當時分管的住院病人中有位患類風濕關節炎的漂亮小姐莉，雖說是我分管的住院病人，但每日卻只負責查房、寫病歷，用不著開方、下醫囑──因為莉小姐的漂亮不僅給我留下了「永不磨滅」的深刻印象，而且也迷倒了兩位號稱專治此病的老專家。他們每週都會不顧鞍馬勞頓，

以七十多歲的專家之軀親臨榻前為莉小姐把脈處方。

　　類風濕關節炎屬於中醫所說「痹證」,《黃帝內經》教導我們說:「風寒濕三氣雜至,合而為痹。」本著如此「經訓」,老專家的處方自然是溫經散寒、除風袪濕——一派燥熱之藥。光陰荏苒,關節疼痛折磨得莉小姐寢食難安、血沉指標居高不下,而且不時鼻血橫流。於是老專家便在「恪守經訓」的基礎上加入「牛黃兩克」,以制其熱。日漸消瘦的莉小姐終於對老專家失去了崇拜與信任,抱著「一試」的態度與我簽定了為期一個月的「治療合同」,條件是不許吃任何其他的藥　(因為此類病人通常靠激素控制症狀)。很快,莉小姐的血沉降到了九(正常值為小於二十,我在美人面前也出盡了風頭。

　　莉小姐在這一個月間吃的藥方,不過是治療感冒與肺炎的最常用方劑「麻杏石甘湯」,加點銀花、連翹之類清熱解毒之品而已。如果要問何以會用治肺炎的方子去治關節炎,回答有三:

　　1.因為病人舌紅、脈快,是「熱證」。

　　2.因為父親告訴我:這類疾病以及小兒腎炎都先要把嗓子(扁桃腺)「整」好。

　　3.因為這是鏈球菌感染引起的軀體免疫(過敏)反應。

第一種回答是真正的「中醫」——根據實際的臨床表現,作出疾病屬性(證)的判斷,據此施以治療,而不必管它是「什麼病」。所謂「辨證施治」,即是此意。「老專家」的錯誤恰恰在於沒有遵循這條基本原則,而是按圖索驥地套用《黃帝內經》的「經言」。

　　第二種回答是「家傳」,所謂「家傳一張紙,師傳萬卷書」的

區別即在於此——當然這裡所說的「師傳」是指那種學院式的教育。因為這種知識的本質是「經驗」，而且未必一定要「家傳」，真正會治病的老師同樣可以傳授這樣的經驗。再者，有「悟性」的醫生即便沒有任何傳授渠道，也一定可以在臨床實際中，沿著「辨證施治」的路徑、在治療成功的基礎上總結出這樣的經驗。這種「悟性」，就是「醫者意也」的內涵解釋。

第三種回答是「現代醫學」，這類疾病和小兒急性腎炎在很多情況下都是源於咽喉部的慢性炎症所引發的軀體免疫反應，這就是「先要把嗓子整好」經驗之談、以及何以不該墨守教條、何以可用治肺炎感冒之藥治療關節炎的「所以然」。在本書的序言中曾經談到「只有現代醫學知識才能夠使你弄明白中醫何以能夠治病，何以要如此治病」，而此處所言不過是給出一個具體的案例。

事後，我曾將這一病例的全過程呈送主管大人，並就「名醫不明」大發牢騷。老成的主管默然一笑道：「我不捧這些老傢伙，又該捧誰呢？只有他們才是醫院的招牌。」是啊，沒有老專家的醫院，就像沒有幾名「院士」的研究所——缺少招牌；更何況病人永遠都會相信「老專家」的魅力，所以人們才會說中醫這門職業是「養老不養小」。

雲集醫院是名老中醫雲集之處，隨便再介紹幾位：

風度教授長得天庭飽滿、地角方圓，氣度不凡。號稱專治「男性不育」，於是護士在分診的時候自然就會將所有要看此類疾病的患者統統發派到風度教授的診室。天長日久，「男性不育專家」的名聲也就越來越大了。所以任何時候都不要忘了老百姓的格言：

「不怕招招會，就怕一招鮮」、「堅持就是勝利」。風度教授桌上的玻璃板下，真的壓著一張嬰兒的照片——「看，這是吃了我的藥才有的！」但許多年中，我只見過這一張照片。想來或許是其他患者在妻子懷孕生產後，過於高興而忘了與風度教授分享這一喜悅吧。風度教授經常對進修大夫、實習學生，乃至漂洋過海去講授如何治療「男性不育」，道理很簡單：「不育源於精液不足，故必須補陰；若妄用助陽之品，必至性慾亢進，更損其陰」；治療的方子也很簡單——「六味地黃丸」。你能說這不是中國古代哲學與傳統醫學的完美結合嗎？你能說醫學與「易學」沒有關係嗎？

　　風度教授的隔壁是一瘸一拐的厚道教授，對所有的人都和藹可親，而對我們這些實習的大夫會在初次見面的時候囑咐說：「在病人面前不要叫我老師，彼此皆以『大夫』相稱；拿得準的事不必問我，拿不準的病可一起商量。」沉默寡言的厚道教授每天總是最後才去吃飯，因為有很多病人專門在等著他。據說厚道教授的父親也是一代名醫，但愛財，所以導致寶貝兒子在讀醫科大學時得了脊髓灰質炎，成了小兒麻痹後遺症。所以人們猜測厚道教授的醫德與為人，與他的經歷有很大的關係。醫學固然是一種職業，但卻是一種特殊的職業，靠病人發財會遭報應的說法，也許沒有什麼「科學」道理，但我還是希望這種精神約束、對於「天譴」的恐懼，能夠起到約束醫、藥從業人員行為的作用，因為患者已經親切地將身著白大褂的醫務工作者稱之為「白狼」了。

　　當代名醫時髦的經歷更有意思。據他的老朋友邋遢講，當年二人同在一家藥店中坐堂應診，時髦大哥在樓上，邋遢小弟居樓

下。一日，時髦大哥對邋遢小弟說：「你在樓下，可謂近水樓臺，把病人都擋住了，所以樓上難免寂寞。」邋遢小弟一聽，忙與大哥調換位置，但從此又呈現出病人捨近求遠的景象。50 年代初，政府號召這些私人開業的醫生「走社會主義道路」進醫院工作，半天上班，月薪七十二元。許多人覺得賺錢太少，陸續退出；時髦先生卻尋思：我回家開業還掙不到這些錢，便留了下來。後來，「號召」變成了「必須」，重新進醫院的大夫們改成整天上班，月薪仍然是七十二元；而「堅持走社會主義道路」的時髦先生卻因工作時間延長，工資也翻了一番。時髦先生一生不但會把病人的脈，還特別善於「把時代的脈」，抗美援朝戰爭爆發時，時髦先生身著長衫上街演講，並報名參加志願軍；在我還是剛剛聽說個人電腦的時候，時髦先生已然建立了個人的「專家診治系統」，所以他一直在中醫界掛「頭牌」也就十分自然了。而他的老朋友邋遢先生的日子，亦過得別有一番滋味：雖然換了皮鞋，但卻從不繫鞋帶、不穿襪子；吃遍京城的大飯館，總說「太便宜」，因為認識他的飯店老闆最多只收兩塊錢。

　　長年擔任中醫學會負責人的某位前輩感嘆，真會治病的醫生，也許會餓死；能出名的醫生，一定有出名的辦法！他告訴我說：享譽京城的名醫「時髦」，靠的是多年辦教育、與政客文人有密切的交往。我曾見這位名醫為身患心臟病的文聯主席王某處方「虎睛一對」。雖說是文聯主席，但也無法尋得這味藥——所以不是我治不好你的病，而是你找不到治病的藥。

　　與之齊名的「風月」先生，出身江浙，靠著一口鄉音在「八

大胡同」找到了無數的知己。你可千萬不要小看這些青樓知己的社會力量，她們絕對可以讓風月先生聞名遐邇。

情商一定很高的「智慧」先生，打出了慈善濟世的招牌：每日的一到十號免費，於是無數的窮苦百姓為了求得這免費之號，不得不頭天夜裡就去排隊等候。然而開門應診時，卻不為這一到十號先看，必須坐在門口的兩排木椿上恭候，因為一旦叫到某號而人不在，即告作廢。

懷揣錦囊妙計的「智多星」，向朋友拆借了一百塊錢，進了京城。三十塊錢包了輛汽車，可以用一個月；三十塊錢租了房，掛上「智多星醫師到京應診」的大牌子；三十塊錢置辦了家具行頭，打扮得足夠體面；還有十塊錢留著吃飯。開張伊始，便時不時坐上汽車出去遛一圈，謂之「出診」。這派頭著實令世人瞠目結舌，很快就獲得了預期的宣傳效果。

這些發生在六、七十年前的事情，對於我來說，真的只是故事，或許純屬惡意編造亦未可知。就「名醫」而言，我還有一點感受，即最終都變得只會開一張方子。

據說從太醫後裔「繼承」教授診室出來的病人，會在相互交流中「詫異」地發現，所有病人手中的藥方都差不多。我在跟隨八十高齡的婦科專家「美髯」教授實習時，也發現了同樣的現象，而且親耳聽到他說明原因：「如果想瞭解我的學問，就去讀讀我年輕時的醫案。現在腦子已經不轉了，再看我治病沒什麼意思。」應該說這是發自肺腑的「自白」，只可憐那些不明此理的患者偏要根據鬍子的長短來判定醫生水平的高低。從某種意義上講「返老

還童」乃是客觀真理，因為青壯年時期全面發育起來的大腦皮層——這個人類智慧的中樞，在夕陽西下的時候已然漸漸失去了活力；他們通常會像孩子一樣吃了飯就想更衣，因為大腦皮層對低級中樞的控制作用在不斷減弱——作為基本生理活動的「胃腸反射」重新得以表現。記得有一本書名叫《病夫治國》，說的是老年人不該再玩政治；同樣，如果你懂得類比，那麼就不要再將自己的「至貴之軀」託付給性格、智力都和兒童差不多的「老頑童」去治理。

許多並非「老年癡呆」的醫生治病時也會出現用藥、處方越來越單一化的傾向。這是由於學問在頭腦中不斷被加工、形成了一個「由博返約」的結果。例如自稱「趙子龍」的某位兒科專家中年以後即只開一張方子，謂之「趙子龍一條槍」——不管敵人的兵器如何變化，我趙子龍只用一條槍就全能對付。這是因為一些中醫歸納小兒之病皆屬「二太」，即「太陽病」（外感）與「太陰病」（傷食）兩方面。所以由解表藥與消食導滯之品組成的「趙子龍一條槍」確實可以招架兒科門診的大部分病人。

這種情況與號稱「金元四大家」的劉河間、張子和、李東垣、朱丹溪分別將疾病的屬性與原因歸結為「火熱」、「邪氣」、「脾胃損傷」、「陰虛」可謂十分相似。也很像宋明理學家用理、氣、太極、陰陽的概念去表述宇宙的終極真理。不同之處在於，理學家可以空談終極真理；而醫學家卻必須解決實際問題。中醫學到一定的火候，出現「由博返約」（異病同治）的現象的確十分自然，因為臨床症狀固然千變萬化，但疾病的原因也許相同。但同時也

不要忘記──相同的症狀，有可能源於不同的原因，因此「同病異治」也是家常便飯。兩者基於一個同樣的道理──根據症狀，辨別疾病的屬性（證），這就叫做「辨證施治」。

醫者意也──
中國醫學的一個傳統觀念

在中國古代醫學著作中，時常可以見到「醫者意也」的說法。好像醫學理論的神秘性、治療方法的靈活性、醫家的悟性，都只能以一個「意」字來體現。換言之，中國傳統醫學的神韻，就蘊涵於其自身所具有的那麼一種「可以意會，難於言傳」的味道當中。然而，醫學畢竟是一門自然科學與實用技術，醫家究竟如何以「意」來構建這門學問，似乎並無人深究。

近代碩學梁啟超曾說：「中國凡百學問都帶有一種『可以意會不可以言傳』的神秘性，最足為智識擴大之障礙。」而其所舉之例，即是「醫學」[1]。的確，中國傳統醫學較之於任何一種其他古代精密科學（如天文、算學）或實用技藝，都更具有傳統文化的特徵。或毋寧說，只有傳統醫學才能夠體現傳統文化「可以意會，難於言傳」的韻味。

1　梁啟超，〈科學精神與東西文化〉，《飲冰室合集》第十四冊，中華書局，1941 年。

　　時至今日，當人們從不同角度對傳統科技文化進行評價與研究時，一方面驚訝地發現：在近代西方科技繁榮昌盛、普及全球之後，唯有中國傳統醫學仍具有不衰的生命力；但與此同時，人們又不斷地以西方科學的目光與標準來審視、衡量、評價、要求、改造這唯一具有生命力的傳統科學。在這種情況下，「醫者意也」所代表的傳統醫學之神韻——這種與近代科學格格不入、「最足為智識擴大之障礙」的基本性格，自然就會受到更多的非難[2]。

　　作為醫史研究，特別是醫學思想史研究，理應對這句古來醫家常掛嘴邊，當代中醫也還在以不同方式強調其重要性[3]的話加以注意。本文即從剖析「醫者意也」在不同歷史時期的多種涵義與表現形式入手，以求理解中國傳統醫學的「神韻」所在；沿著醫學的軌跡，而不是文人的雅興[4]來探索傳統醫學的一些本質性問題。

2　費振鐘《懸壺外談》(浙江攝影出版社，1998 年，第 76 頁) 指出：「醫者意也」是「中醫受到懷疑最多、責難最重的一個觀點」。

3　直接之例，如淨苦法師認為：「醫者意也，意者醫也」，全憑心意——佛慧佛德用功夫，不可執著，囿於成法 (見李良松、劉建忠編，《中華醫藥文化論叢》，鷺江出版社，1993 年)；間接之例，詳見後述。

4　前引費振鍾《懸壺外談》之封面，印著如下題記，展示著文人的特有視角——「醫者，意也。」這句代表古典中醫的話，受到後世許多人的責難與否定。但若是少了這句話，不僅歷代名醫失去他們醫學上自由創意的愉悅，所有那些精妙的醫術都會變得黯然無色，便連今天對於中醫的敘說，亦復沒有多少趣味了。

一、出典與涵義

「醫者意也」初見於《後漢書‧郭玉傳》[5]。其記述如下：

> 郭玉，和帝（89～105 在位）時為太醫丞，多有效應。……
> 而醫療貴人，時或不愈。帝乃令貴人羸服變處，一針即差。
> 召玉詰問其狀。對曰：「醫之為言意也。腠理至微，隨氣用
> 巧，針石之間，毫芒即乖。神存於心手之際，可得解而不
> 可得言也。夫貴者處尊高以臨臣，臣懷怖攝以承之。其為
> 療也，有四難焉：自用意而不任臣，一難也；將身不謹，
> 二難也；骨節不強，不能使藥，三難也；好逸惡勞，四難
> 也。針有分寸，時有破漏，重以恐懼之心，加以裁慎之志，
> 臣意且猶不盡，何有於病哉！此其所為不愈也。」

這段記述，有兩點值得注意之處：一是文中所言之「意」，並無後
世所要表達的種種深遠涵義，而不過是指醫家的注意力。即郭玉
以為「醫療貴人，時或不愈」的原因在於心懷恐怖，自然處處先
思保身，焉能一心療病。

值得注意的第二點，是文中所涉郭玉、程高、涪翁師徒三代，

5　中華書局 1965 年點校本，第 2735 頁。

皆是針石之醫。儘管「針灸」與「藥物」可以說是構成中國傳統醫學治療方法體系的左膀右臂，但在不同歷史時期，其發展水準與地位並不相同。從總體趨勢上講，「藥物療法」經過長期的發展，逐漸取得了絕對優勢的地位。無論是從歷代遺留之浩如煙海的中醫著作，還是從當代中醫的實際運用狀況看，除針灸專科外，絕大多數的中醫都是致力於藥物的研究與使用。恰如左膀右臂，雖然它們並無明顯差異地存在於人體之上，但左、右手的能力及運用頻繁程度，卻有天壤之別。然而又如在人類以外的靈長類動物身上看不到左、右手有如此明顯的功能差異，且人類的「右利」之勢古今亦有所不同[6]一樣，藥物療法的絕對優勢亦非成於一朝一夕。

　　從中國傳統醫學最重要的經典——今本《黃帝內經》（即《素問》與《靈樞》），主要是講述針灸療法即不難看出，針灸學在漢代不僅已然相當成熟，而且與中醫基礎理論體系的建立有著密切的關係。郭玉對於針法技藝微妙之處的釋說，與今本《黃帝內經》中的一些相關論述極為相近。如郭玉說：「腠理至微，隨氣用巧」、「針石之間，毫芒即乖」、「神存於心手之際，可得解而不可得言」；而《靈樞》第一篇〈九針十二原〉概括針法之要時則有：「小針之要，易陳而難入。粗守形，上守神。粗守關，上守機」等語；同書〈小針解〉篇對「上守機」的解釋為：「知守氣也」。那麼，「上工」（高明之醫）「守神」、「守機」、「守氣」的針刺技法

---

6 人類學研究者通過測量左右手之長度，得出結論：古代左利多於現代。

與「粗工」(匠人之醫)「守形」、「守關」有何區別呢?請看《素問‧寶命全形論》對我們通常大加讚譽的「虛者實之,滿者泄之」——通過補虛泄實、調整陰陽,以恢復健康的中醫基本治則是如何評價的:

> 今末世之刺也,虛者實之,滿者泄之,此皆眾工所共知也。

而上工「法天則地」之技在針法中的具體表現為:

> 經氣已至,慎守勿失,淺深在志,遠近若一,如臨深淵,手如握虎,神無營於眾物。

讀過上述經文,自然會導出這樣一個問題:針法的治療效果究竟與施術者的個人素質有多大程度的關聯?甚至會有人問:在施以針刺的過程中,除了技藝因素外,是否還需考慮施術者與患者間,有可能存在某種「氣」的交流?即是否存在某種能量通過「針」,從施術者一方傳遞到受術者身上,從而對治療效果產生影響的問題。相信隨著科學技術的發展,這些問題都能通過實驗弄清,目前似不應僅僅依據感覺輕率地做出肯定或否定的結論。要之,通過郭玉與今本《黃帝內經》的有關論述可以瞭解到:在中國傳統醫學中,對於醫家悟性、靈活性等個人素質的強調,首先是出現在針法的相關記述中。相比之下,藥物治療在此時還處在強調「驗方」之傳授與使用的階段。《漢書‧藝文志‧方技》中有「經方」類,其意即是「經驗之方」。無論是文人儒士,還是醫家,歷來對

「經驗之方」都是十分重視的，因而才會有大量或簡或繁的方書問世。至於說後世在藥物療法方面也出現了「古方不能治今病」，主張「寧失其方，毋失其法」的新思想，那正是本文後面將要討論的問題。即「醫者意也」觀念在不同時期具有不同表現形式的問題。

二、「意」之內涵的轉變

自郭玉倡言「醫者意也」後，歷代皆有援引以為據者，但援引者大多不是針法醫，所欲闡發的旨趣也與針法無關。實際上，熱衷此說者主要是一些注重藥物理論與應用的醫家，顯示出醫療技藝重心從針灸療法向藥物療法的轉移。伴隨著上述從針到藥的轉移，醫者之「意」自然會因兩種療法性質不同而有所區別。換言之，「意」的內涵在悄然之中發生了種種改變，表述的思想內容已與出典風馬牛不相及。為要弄清「醫者意也」這只舊瓶所裝新酒的味道如何，則必須先看看是何人、於何時、向此瓶中灌入了何酒。

就管窺所及資料而言，在郭玉之後較早言及「醫者意也」的是南朝名士陶弘景 (456–536)：

　　故陶隱居云：醫者意也。古之所謂良醫，蓋以其意量而得

其節，是知療病者皆意出當時，不可以舊方醫療。[7]

陶氏於醫學方面的主要貢獻，是將舊傳《神農本草經》加以擴充、注釋而成《本草經集注》。故上述之語顯然是就方藥而言。其後有隋唐間人許胤宗，「每療，無不愈。」故人問曰：「公醫術若神，何不著書以貽將來？」胤宗答道：

> 醫者，意也，在人思慮。又脈候幽微，苦其難別，意之所解，口莫能宣。且古之名手，唯是別脈，脈既精別，然後識病。夫病之於藥，有正相當者，唯須單用一味，直攻彼病，藥力既純，病即立愈。今人不能別脈，莫識病源，以情臆度，多安藥味，譬之於獵，未知兔所，多發人馬，空地遮圍，或冀一人偶然逢也。如此療疾，不亦疏乎！假令一藥偶然當病，復共他味相和，君臣相制，氣勢不行，所以難差，諒由於此。脈之深趣，即不可言，虛設經方，豈加於舊。吾思之久矣，故不能著述耳。[8]

在唐代醫家孫思邈 (581–682) 的著作中，則不只一次地提到這一觀點：

> 張仲景曰：欲療諸病，當先以湯蕩滌五臟六腑……故用湯也；若四肢病久，風冷發動，次當用散；……次當用

7　王燾，《外臺秘要》卷十八，人民衛生出版社，1955 年，第 496 頁。

8　《舊唐書》卷一九一，中華書局，1975 年，第 5091 頁。

丸……。能參合而行之者，可謂上工。故曰醫者意也。[9]
若夫醫道之為言，實惟意也。固以神存心手之際，意析毫芒
之理，當其情之所得，口不能言；數之所在，言不能諭。[10]
醫者意也，善於用意，即為良醫。[11]

　　從總體上講，醫家真正大談「醫者意也」是在宋代之後。試
觀以下諸例。《太平聖惠方》序稱：

夫醫者意也。疾生於內，藥調於外，醫明其理，藥效如神，
觸類而生，參詳變易，精微之道，用意消停。[12]

《夷堅乙志》記述北宋張銳以一種藥治癒兩人全然不同之病，因
有人問其故：

敢問一藥而治兩疾何也？銳曰：此於經無所載，特以意處
之。[13]

南宋劉開《劉三點脈訣》自序云：

夫脈者天真要和之氣也……大抵持脈之道，非言可傳，非

9　《千金要方》卷一，人民衛生出版社，1955年，第3頁。
10　《千金翼方》自序，人民衛生出版社，1955年。
11　《千金翼方》卷二十六，第308頁。
12　岡西為人，《宋以前醫籍考》，人民衛生出版社，1958年，第92頁。
13　岡西為人，《宋以前醫籍考》，第1044頁。

圖可狀，……學者當以意會而精別之。[14]

南宋崔嘉彥《崔紫虛脈訣秘旨》自序，與上文全同[15]。又《歷代名醫蒙求》蘇霖序 (1220) 云：

> 昔人序《本草》，嘗有言曰：醫者意也。蓋謂醫為人之司命，必致其意。……況醫之道，有神聖工巧之殊；藥之性，有君臣佐使之別；人之受病，則寒熱燥濕，強弱盛衰，千變萬態，不可言。既苟非精其意而通其妙，烏能已人之疾。[16]

南宋嚴用和所著《嚴氏濟生續方》自序云：

> 醫者意也，生意在天地間，一息不可間斷，續此方，所以續此生。[17]

金元四大家之一的朱震亨說：

> 古人以神聖工巧言醫，又曰：醫者意也。以其傳授雖的，造詣雖深，臨機應變，如對敵之將，操舟之工，自非盡君子隨時反中之妙，寧無愧與醫乎？今乃集前人已效之方，應今人無限之病，何異刻舟求劍、按圖索驥，冀其偶然中

---

14 岡西為人，《宋以前醫籍考》，第 198 頁。

15 岡西為人，《宋以前醫籍考》，第 192–193 頁。

16 岡西為人，《宋以前醫籍考》，第 507 頁

17 岡西為人，《宋以前醫籍考》，第 1145 頁。

難矣。[18]

明王文祿《醫先》云：

> 醫者意也，度時致病者意起之，立方醫之，若天時聖教不
> 同也。……是以醫貴審運氣，察人情，及致病之原。[19]

明謝肇淛《五雜俎》卷五云：

> 葛可久以氣未足，初秋，取桐葉飲之，立下，此以意悟者
> 也；……以命門無脈，而知為鬼，此以博識者也；……診
> 父之脈，而能道其子吉凶，此以理推者也。意難於博，博
> 難於理，醫得其意，足稱國手矣。
> 夫醫者意也，以醫取效，豈必視方哉？然須博通物性，妙
> 解脈理而後以意行之，不則妄而輕試，足以殺人而已。[20]

《惠民局本草詩箋》蔣溥序云：

> 故河汾氏之言曰：醫者意也，藥者瀹也。先得大意，後以
> 藥物疏瀹之，此可謂善言醫者矣。[21]

18 朱震亨，《局方發揮》，人民衛生出版社，1956 年，第 1 頁。

19 《古今圖書集成‧醫部全錄》卷五零二，人民衛生出版社，1991 年版，
　第十二冊，第 37 頁。

20 陶御風等編，《歷代筆記醫事別錄》，天津科學技術出版社，1988 年，第
　209 頁。

21 丹波元胤，《中國醫籍考》，人民衛生出版社，第 208 頁。

《聖濟經》陳蘭森序 (1789) 云：

> 醫者意也，以意體之，方無不當。[22]

清代龍繪堂所著《蠢子醫》原序 (1882) 云：

> 甚矣，醫道之難也。醫者意也，不可以妄試；不可以輕嘗。[23]

清代臧達德《履霜集》自序 (1814) 云：

> 蓋醫者意也。借望聞問切四者，以一己之心理而揣度夫病
> 理；援五行生克之標榜，而定其所傷何部。以形式而言，
> 似屬談空，細繹之固有至理在焉。[24]

清代李光庭《鄉言解頤》卷三云：

> 漢郭玉曰：醫之為言意也。唐許允宗曰：醫者，意也。思
> 慮精則得之。望聞問切而不能知，或強不知以為知，遂以
> 意為之，鮮有不敗事者。東坡云：學書紙費，學醫人費。[25]

十分明顯，這些醫家強調的「意」，早已不是在針法操作時需要集

---

22 岡西為人，《宋以前醫籍考》，第 1010 頁。

23 裘吉生，《珍本醫書集成》第十四冊，上海科學技術出版社，1986 年版。

24 裘吉生，《珍本醫書集成》第十四冊。

25 陶御風等編，《歷代筆記醫事別錄》，天津科學技術出版社，1988 年，第 226 頁。

中的「注意力」；而是圍繞著一個核心，即：醫學是一門深奧的學問，而尤以診脈、用藥為難；治病不可生搬硬套、墨守成規；必須最大限度地發揮自己的聰明才智，方能正確辨識疾病，並找到適合的治療方法。由此不難看出，中國傳統醫學在外表上雖然總是呈現出一種極強的繼承性，令人覺得古今一脈並無多大變化，但實際上今古中醫之不同遠勝相同。其原因就在於歷代醫家雖然在口頭上總是將諸如今本《黃帝內經》、《神農本草經》、《難經》、《傷寒雜病論》等一些古代醫學著作奉為圭臬，稱為經典，但舊有的名詞、概念往往早已被多次賦予新的解釋與內涵；同時，這些新舊概念又被無數次地加以重組──再建體系。這就是傳統醫學發展的歷史、自我改造的歷史，或者說是「革命」的歷史。如果沒有這種自我改造，中國傳統醫學肯定不會具有今日所見之強大生命力。關於這一點，只要我們想到人類早期各地區、各種文化間的相同之處遠遠多於不同；針刺放血、草藥治病等醫療技藝與知識普遍存在於世界各地，至今也並未徹底消亡，但何以不具與現代醫學相並存的力量，即完全不難理解。「醫者意也」內涵的改變，自然是上述變化的一種體現；而醫家以「意」改造醫學的過程，簡直可以說就是傳統醫學發展的過程。從宏觀的角度講，中國傳統醫學之所以能夠從低水平、原始的經驗醫學發展成為一個「偉大的寶庫」，正是因為有許多堪稱「古代科學家」的人，肯於將其與生俱來的聰明才智用在這種曾被貶斥為「君子不齒」的賤業上，才使得醫學的知識含量、理論水平得以逐步提升，終在宋代以後成為被儒家認同的學問體系──「格物窮理之一端」。此

外，值得注意的另一個問題是，不同的民族具有不同的思維特徵，古代醫家以「意」構建自身傳統醫學的過程，實質上也就是以本民族思維特徵與生活經驗，構建一種實用技藝與學問體系的過程。因而可以說中國傳統醫學的基本性格，乃是由中國人固有之「意」所規定的。

以下我們不妨從微觀的角度，認真分析一下那些「善於用意」的醫家，是如何將「意」不斷注入醫學這個學問體系的。

三、藥物與「意」

兒時隨父在郊外玩時，父親常要教我認藥、採藥，並講故事。印象最深的一個故事是：一日，某師對其弟子言：「去採一種不是藥的草回來，即可畢業。」弟子領命而去，以為不難。誰知數日後卻空手而歸，泣對師言：「看來弟子是不能畢業了。」師曰：「何也？」答曰：「遍觀草木，雖有不識，但無一非藥。故難覆師命。」師笑曰：「汝業已成，可去。」[26]

聽講者自然要問：「既有不識，焉知為藥？」其實這正是故事所要表達的核心思想，即：自然萬物的藥用功效，可由一些基本

---

26 關於此故事的來源，亦有許多值得研究的地方，但這已不是本文所要討論的問題。

的抽象原理而獲知。例如「諸花皆升，諸子皆降」；以及見於今本《黃帝內經》的「辛甘發散為陽，酸苦湧瀉為陰」；「色赤如心」、「味鹹入腎」等等，皆可作為分析藥物功效的原則──演繹原理，即可獲得具體知識。然而有關人類何以會對自然界的「藥物」有所認識的問題，「醫學史」卻另有解釋。

　　中國自古就有「神農嘗百草，一日而遇七十毒」以識藥物的傳說[27]。現代醫史著作在解釋藥物知識的形成途徑時，基本上也都是沿襲這一模式。即「氏族成員由長時期採集逐漸轉化為種植的過程中，對植物的咀咽嘗試已多，積累了一些用植物治病的經驗」[28]；「在此過程中，他們曾發生過不少的中毒遭遇，但從中也積累了不少藥物知識」[29]；「由於飢不擇食，人們經常誤食某些有毒的植物，因而發生嘔吐、腹瀉、昏迷甚至死亡等情況。經過無數次的嘗試，人們逐漸認識某些植物對人體有益，某些植物對人體有害，某些植物可以治病，這樣便初步積累了一些關於植物藥的知識。」[30]儘管這種改造「神農嘗百草」而成的「中毒識藥說」自身存在著許多難以解釋的問題（中毒，往往只會給人留下「此物不可食」的經驗），但因其立足點是「知識來源於經驗」，故極

---

27 需要說明的是，《淮南子》言此之意在於解釋食物鑒別知識的起源，而非指醫藥，即神農之所以稱「農」的原因。其後才逐漸被解釋成「識藥」。

28 孔健民，《中國醫學史綱》，人民衛生出版社，1988 年，第 10 頁。

29 俞慎初，《中國醫學簡史》，福建科學技術出版社，1983 年，第 6 頁。

30 北京中醫學院主編，《中國醫學史》，上海科學技術出版社，1978 年，第 2 頁。

易被接受。經驗，無疑是獲得知識的重要途徑，但我們還應該知道，模擬與聯想的思維方式（即被巫術研究者稱為「相似律」與「接觸律」的思維規律[31]）亦是言說藥物功效的重要途徑。例如，在古代文獻《山海經》中記載：昆侖之丘的沙棠，身體輕浮，故可以禦水，食之可以不溺；蕕草是上帝女兒化身，故食之即可為人所愛，服之媚於人；蓇蓉「黑華而不實」，故食之使人無子等等。又如生長在身體外部的贅疣，在古人頭腦中並不認為是源出體內的皮膚疾病，而被看成是外物所附，因而食用皮膚光滑的鱓魚（泥鰍）可以達到「食者不疣」的效果。在今本《黃帝內經》為數不多的幾個方劑中，有一個治療失眠的藥方叫作「半夏湯」，其製作方法是：

> 以流水千里以外者八升，揚之萬遍，取其清五升，煮之，炊以葦薪火，沸置秫米一升，治半夏五合，徐炊，令竭為一升半，去其滓，飲以一小杯。

為何要用千里以外的流水？煎煮的燃料與藥效有何關係？如果沿著「科學」的軌跡去思索，那將永無答案。即便是對於其中的藥物——秫米與半夏，至多也只能給出一個知其然，而不知其所以然的回答：因為它們是藥，因為古人認為這兩種東西能治失眠。然而如果我們知道當時對於失眠的病理解釋是「陰陽之氣不通」；

---

31 詳見 J. G. 弗雷澤《金枝》（中國民間文藝出版社，1987 年中譯本）對巫術思維規律的具體分析。

如果我們能對古代的思維方式有所瞭解，那麼就不難對這一切都做出某種合理的解釋：千里以外的流水，具有「流動」的性質；葦是管狀空心之物，具有「通」的性質；秫米（粘米）與半夏能熬出粘的湯汁，具有「滑」的性質，這些性質的集合構成了「半夏湯」的效能——糾正體內「陰陽之氣不通」的病態。因而作者斷言：「飲以半夏湯一劑，陰陽已通，其臥立至。」[32]

前引孫思邈有關藥物不同劑型適用範圍的解說，也是同理。湯者，蕩也；散（ㄙㄢˇ）者，散（ㄙㄢˋ）也；丸者，緩也。總之，古人並不僅僅是從一種藥物所含的「有效成分」去思考其作用；或者可以反過來講，一切相關因素都是「有效成分」。因而他們絕不會像今人，為了銷售、保存、服用之便，而將治療外感風寒等急性病的藥物也製成丸藥。由於原始文獻的記載極為簡略，故要逐一推敲每種藥物功效建立過程中的思維歷程與原理是不可能的，但諸如此類的線索確實可以使我們瞭解到，除實踐經驗外，模擬方式可謂古代建立藥效之說的最重要途徑之一。這種模擬（或稱比類）與聯想的思維方法，被古代醫家稱之為「意」。

北宋的蘇軾就藥與意的問題曾有這樣一段記述：

> 歐陽文忠公嘗言：有患疾者，醫問其得疾之由，曰：「乘船遇風，驚而得之。」醫取多年柁牙為柁工手汗所漬處，刮末，雜丹砂、茯神之流，飲之而愈。今《本草注·別藥性

32　《靈樞·邪客》。

論》云：「止汗用麻黃根節，疾故竹瀝為末服之。」文公因
言：「醫以意用藥，多此比。初似兒戲，然或有驗，殆未易
致詰也。[33]」

又如南宋吳曾《能改齋漫錄》卷二中有關藥理的解說，亦可謂旨
趣相同：

王原叔內翰云：「醫藥治病，或以意類取。至如百合治病，
似取其名；嘔血用胭脂紅花，似取其色淋瀝；滯結則以燈
心、木通，似取其類。意類相假，變化感通，不可不知其
旨也。」[34]

這種「以意用藥」或「以意解藥」的表現，也可說是「感應論」
在醫學中的具體運用。有研究者指出：「感應原理是中國人思考方
法中的基本原理之一，尤其是天人相感論構成了他們思想框架的
一個重要組成部分。」[35]古代文獻中的典型記述，如秦漢時期的
《呂氏春秋‧有始覽》云：「類固相召，氣同則合，聲比則應」；
《春秋繁露‧同類相動》言：「氣同則合，聲比則應……類之相應

33 《東坡志林》卷三。引自錢遠銘主編，《經史百家醫錄》，廣東科技出版
社，1986年，第276頁。

34 陶御風等編，《歷代筆記醫事別錄》，天津科學技術出版社，1988年，第
276頁。

35 山田慶兒，〈《物類相感志》的產生及其思考方法〉。見氏著《古代東亞哲
學與科技文化》，遼寧教育出版社，1996年，第126頁。

而起也。」至北宋贊寧 (919–1001)，總結前人發現的種種「感應」現象，撰寫了《物類相感志》。從「磁石引針」、「琥珀拾芥」開始，列舉了七十七種「物類相感如斯」的現象。接著又按身體、衣服、飲食、器用、藥品、疾病、文房、果子、蔬菜、花竹、禽魚、雜著等十二門，分別記述了物類相感的種種特殊現象共計四百四十八例[36]。在現象羅列方面，可謂登峰造極。到了理學家手中，這些現象被形而上為一個基本原理：「天地之間，只有一個感與應而已。」[37]

要之，「感應」的思想方法具有既可產生巫術，也可產生科學的兩面性。例如認為「兔唇」是「由婦人妊娠見兔，及食兔肉使然」[38]，顯然是基於「相似律」或「接觸律」而來的巫術「禁忌」，但被認為富含許多科學內容的古代「胎教」，實際乃是建立在同樣的思維基礎之上。明代的李時珍，是馳名中外、婦孺皆知的「著名古代科學家」，但在他的《本草綱目》中同樣可以見到此類顯然不是源於實踐的「用藥知識」。例如，「銃楔」用於「難產」（擊發的功用，引起分娩的效果）；梳子能治「乳汁不行」（梳子具有「通」的作用）。前者肯定於事無補；後者「通」的作用雖不可能轉移到乳房，但「梳乳周回百餘遍」的過程，卻能起到按摩

---

36 同上，第 125 頁。

37 《二程遺書》卷十五〈伊川先生語一〉，上海古籍出版社，1992 年影印本，第 116 頁。

38 巢元方，《諸病源候論》卷三十〈唇口病諸候〉，人民衛生出版社，1955 年影印版，第 158 頁。

（物理治療）的作用。諸如此類，不勝枚舉。值得注意的有兩點：
一是不管這些技藝是荒謬無稽，還是確有實效，其發明原理卻是
一樣的；二是這種簡單、原始、人類最基本的思維方法，並不僅
僅廣泛應用於人類文明發展早期。從以上所舉之例不難看出，唐
宋時期藥物學的發展，從某種意義上講，正是有賴於這種思維方
式被進一步廣泛運用。

四、脈診與「意」

「病家不必開口，便知病源何在。說得對，吃我的藥；說得
不對，分文不取！」此乃舞臺上醫家亮相時常用的開場白，也可
說是「神醫」展示技藝、獲取患者信任的看家本領。如何才能作
到「病家不必開口，便知病源何在」，最主要的手段不外望色觀
形、聞聲診脈。即略去「望聞問切」四診之中的「問」，僅靠其他
三法獲取資訊、做出診斷。然如此這般仍不足說明醫家的技藝超
群，必令其無由望色、觀形、聞聲，單靠診脈做出診斷才算高明。
於是便有漢和帝命郭玉隔幛診手[39]之故事，甚或懸絲診脈[40]之笑

---

39 前引《後漢書‧郭玉傳》載：帝奇郭玉診脈之神技，乃「令嬖臣美手腕
　　者與女子雜處帷中，使玉各診一手，問所疾苦。玉曰：『左陽右陰，脈有
　　男女，狀若異人。臣疑其故。』帝嘆息稱善。」

談，以示脈診之神奇。脈診是否果真如此神奇，不是此處所要討論的問題，唯由前引許胤宗、劉開等人言論可知，「醫者意也」之感慨，與「脈候幽微，苦其難別，意之所解，口莫能宣」、「持脈之道，非言可傳，非圖可狀」的親身體驗有著密切關係。在此，又要提出與前一節中相類似的比較問題，即：其他醫學體系中也有脈搏診察，但卻沒有任何神秘性，何以中醫的脈診如此難於把握？欲要回答此問題，首先需要知道：中醫的脈診方法，古今有所不同；早期的診脈之法或許並不很難掌握；沿用至今的、需要心領神會的脈診技藝，乃是在醫家對「古脈法」不斷加以改造的過程中逐步形成的。

　　所謂古脈法，是指已棄而不用的早期診脈方法。例如成書於東漢時期的《難經》在談到各家脈法時說：「脈有三部九候，有陰陽，有輕重，有六十首，一脈變為四時，離聖久遠，各自是其法，何以別之？」[41] 足見在《難經》成書時，這些脈法已然成為過去的歷史了。詳細介紹種種古代診脈方法的具體內容，將遠離本文主題，有興趣者請參閱拙著《岐黃醫道》[42]。從總體上講，古代

---

40 因男女授受不親，醫家診脈亦在忌避之列，故診婦人時乃繫一絲於患者手腕，引出室外，而僅令醫者診其絲。故事云：一醫行懸絲診脈後，斷為有孕。主人大怒，言：「毀壞我家小姐名節，該當何罪？」醫言：「願以項上之物作保！」主人乃引其入室，見絲繫桌腳，問曰：「更復何言？」醫乃索刀，劈開桌腳，見中有一蟲，蠕蠕而動。

41 《難經·十六難》。

42 遼寧教育出版社，1991年初版；臺灣洪葉文化事業有限公司，1994年另版。

的診脈方法都是以「經脈」與「氣」的理論為基礎，但具體運用卻有所不同。例如，由於「十二經脈」之中皆有動脈，故通過這些動脈分別診候所屬經脈的病況，乃是最直截了當的方法，故而有可稱「分經候脈」的診脈方法；有以為人之「頭、手、足」與「天、地、人」相應的觀念，故有在頭、手、足之「三部」、各取三處動脈進行診察的「三部九候」法；又因認為人身之氣與天地四時陰陽之氣的運動變化相關，故有「四時脈法」等等。在這些診脈方法中，有一種通過比較「人迎」（頸動脈）與「寸口」（手腕部的橈側動脈）之大小，來判斷疾病歸屬於某一經脈的方法，或許與今日所見診脈方法有最密切的關係。此法集中表現在構成今本《黃帝內經》的《靈樞》之中，而在《素問》中只有兩篇略略言及此種脈法[43]。

　　簡單地講，「人迎、寸口診脈法」就是以「寸口」作為人體內部（陰）的診候之處，以「人迎」作為人體外部（陽）的診候之處；依據陰陽學說的基本原理，陰陽平衡即是健康無病，故正常人的脈象應該是：「兩者相應，俱往俱來，若引繩大小齊等，春夏人迎微大，秋冬寸口微大，如是者，名曰平人」[44]。當某一方的

43　《素問》與《靈樞》間的種種區別，是研究今本《黃帝內經》（即《素問》與《靈樞》）究竟是《漢書・藝文志》所著錄之「黃帝內經十八卷」，還是互不相干之兩本獨立著作的重要線索。在脈診方面，「三部九候」法僅見於《素問》，且云：「三部九候為之原，九針之論（《靈樞》亦名《九針》）不必存。」可窺兩書間的對立。

44　《靈樞・禁服》。

脈搏大於另一方時，即說明陰陽失去了平衡；或者應該反過來講：
當陰陽失去平衡的時候，脈搏就會出現一大一小的現象。不難看
出，這是陰陽學說在醫學領域的一種具體運用。然而，僅僅是籠
統地辨別陰病、陽病還不夠，醫家還需要知道病在何經脈、何臟
腑，故在這種脈法中還規定：[45]

> 人迎大一倍於寸口，病在足少陽（膽）；一倍而躁，在手少
> 陽（三焦）。
> 人迎二倍，病在足太陽（膀胱）；二倍而躁，病在手太陽
> （小腸）。
> 人迎三倍，病在足陽明（胃）；三倍而躁，病在手陽明（大
> 腸）。
> 寸口大於人迎一倍，病在足厥陰（肝）；一倍而躁，在手心
> 主（心包）。
> 寸口二倍，病在足少陰（腎）；二倍而躁，在手少陰（心）。
> 寸口三倍，病在足太陰（脾）；三倍而躁，在手太陰（肺）。

這種源於陰陽理論，而且能夠做到與「三陰三陽」、「五臟六腑」
配合完璧的診脈方法，顯然不可能是源於實踐經驗；是否真的能
夠應用於臨床，亦頗值得懷疑。

　稍後，《難經》中採用了「獨取寸口」的脈診方法。即以關骨
（腕後高骨，現稱：橈骨莖突）為界，將原本只用於候內（陰）

45　《靈樞‧禁服》。

的「寸口脈」分為寸、尺兩部；關前名「寸脈」，屬陽，取代了人
迎脈；關後名「尺脈」，屬陰，獨攬了原寸口脈的地位。《難經》
的診脈法中雖然有寸、關、尺之名，但卻只有寸、尺兩部脈，
「關」尚只是陰陽的分界。然而不管怎麼說，這已然與今日所見
之脈診方法極為相似。在此後不久的醫學著作中，即可看到作為
分界的「關」變成了「關脈」。換言之，定式化的診脈法在東漢末
期即告成立，沿用至今未見大的變化。之所以說上述「人迎、寸
口診脈法」有可能與今日所用脈診方法之間存在著密切的啟承關
係，是因其與《難經》的診脈法間存在著極強的理論共性。兩種
方法均是立足於陰陽對比與上下劃分的取脈方式上，其區別不過
在於：前者取陰陽之脈的方法是在人體的上部（頸動脈）和手部
（寸口脈）取兩處動脈加以比較；後者則將這種思想與方式，進
一步簡化與濃縮到橈動脈一處。而定式化的「寸、關、尺」三部
診脈法，雖在形式上與《難經》的診脈法極為接近，但在理論方
面卻存在著以「臟腑配位」置換陰陽學說的本質變化。即左手寸、
關、尺主候心、肝、腎；右手依次候肺、脾、命門。而無處不在的
陰陽理論則又由「左手主血（陰），右手主氣（陽）」得到了體現。

其實，脈學中最令人難以把握的是「脈象」。《史記·扁鵲傳》
云：「至今天下言脈者，由扁鵲也。」[46]看來扁鵲可謂脈學鼻祖。
然而在扁鵲的診脈方法中，「脈象」並不太複雜，大、小、「損」
（慢）、「至」（快）等脈象均不難把握[47]。即便是在今本《黃帝內

46 中華書局點校本，1982 年第二版，第 2794 頁。

經》中，脈象也還是不太複雜。縱觀《靈樞》全書，只有〈邪氣藏府病形〉一篇中含有真正可以稱得上講述脈象的專節；且涉及的脈象不過是「大、小、緩、急、滑、澀」六種。但到了晉朝太醫令王叔和的《脈經》，脈象已變得相當複雜，包括：浮、芤、洪、滑、數、促、弦、緊、沉、伏、革、實、微、澀、細、軟、弱、虛、散、緩、遲、結、代、動，計二十四種。雖然每一種脈象都有形象的描述，但對於臨床醫生來說，那真是叫作「在心易了，指下難明」！

　　脈學的發展與藥學一樣，包含著模擬思想的運用。例如，兩手寸口脈的前部之所以主候心、肺，是因為這兩個臟器位於人體的最上部；中間的左右關脈分候肝、脾，是由於這兩個臟器位居人體的中部；而寸口脈最後面的尺脈，對應的乃是人體最下面的臟器：左右兩腎[48]。另外，各種脈象所對應的疾病，基本上也是模擬而來。如「浮脈」（如水漂木，舉之有餘，按之不足），為陽，主病在表；「沉脈」（如石投水，必得其底）為陰，主病在裡，等等。而脈學與藥學的不同在於，脈診的操作需要醫家的靈敏感覺與體會。從這一點講，「意」的內涵又回到了郭玉所言「心手之際」的最初涵義。

47　扁鵲脈學的內容在西晉太醫令王叔和所著《脈經》中有所保存，可參。

48　《難經》提出一種新的學說：兩腎左為腎，右為命門，後世遂有命門之說。左腎為「水」、屬陰；右腎（命門）為「火」、屬陽，仍不離陰陽學說的基本原則。

　　近代西方醫學對於中醫脈診的評價自不待言，就連以中國傳統醫學為基礎、建立起「漢方醫學」的日本醫家亦覺得脈診過於虛幻、難於把握。因而江戶以來的日本近世醫家，實際使用的乃是一種叫作「腹診」的查病方法，即通過觸摸腹部，以獲取全身疾病資訊的診斷方法。兩相比較，不難看出中國人的性格之中含有一種對「意」字當中所含要素的特別崇拜。「讀書萬卷，何如指下三分；謹守成規，豈過心靈一點？」[49]對於脈診的如此讚譽，不過是這種心態的一種表現。

五、醫案與「意」

　　明代江瓘 (1503–1565) 自幼習儒，功名不利而業商。曾因嘔血遍延名醫，卻屢治不效。乃自學其道，竟成名醫。感《褚氏遺書》「博涉知病，多診識脈」之論；念山居僻處，博歷無由，故輯古來名醫奇驗之跡，撰成《名醫類案》十二卷。此書被譽為是中國歷史上第一部系統而完備的醫案著作，流傳至今。在《名醫類案》的再刻序文中，可見以下論說[50]：乾隆庚寅 (1770) 杭世駿序

---

49 清代王九峰語，見《武進陽湖縣誌》，光緒五年木刻本。引自《中華醫史雜誌》，1984 年，(2)：65。

50 人民衛生出版社，1957 年影印版。

云：「醫者意也」云云；張一桂序云：「醫者意也……夫法所以寄意，而意所以運法。」又清代名醫葉天士《臨證指南醫案》[51]李治序中亦有類似之語：「夫醫者意也；方者法也，神明其意於法之中，則存乎其人也。……彼《靈》、《素》諸書具在，而心領神會，則又存乎其人也云爾。」看來，醫案也與「醫者意也」的問題有關。

醫案即「病歷」(case history)，是患者情況與治療經過的記錄。從本質上講，醫案是一種「醫事檔案」和「醫學資料」，故其用途亦不外這兩大方面。就中國而言，醫案作為檔案的歷史與運用，至少可以追溯到《周禮‧天官冢宰》中有關醫政管理者（醫師）之職責的說明：

> 凡民之有疾病者，分而治之。死終，則各書其所以，而入於醫師。歲終則稽其醫事，以制其食。

《史記‧倉公列傳》載有漢代醫家淳于意的「診籍」，其中詳細記述了醫案二十五則。這是漢文帝四年（西元前 176 年），淳于意因罪被解往長安之後，為回答「詔召問所為治病死生驗者幾何人也，主名為誰？」的垂問，而提供的說明材料[52]。其後，至宋代「許叔微《傷寒九十論》，則可視為醫案之始有專著。金元時醫家每以醫論、醫案雜處。明清以還，醫案學作為獨立學科逐漸形成，醫

---

51 上海科學技術出版社，1959 年新一版。

52 詳見《史記》卷一五〇，中華書局點校本，1982 年第二版，第 2794–2813 頁。

案著作大量出現」[53]。曾有人統計,清代的醫案有近三百種[54]。此時的醫案,大多是醫家自錄行醫身驗之作,或後人爬梳前賢記述而成,其目的在於供來人參考。故其性質主要是作為一種「醫學資料」。

清末以來的醫家對於「醫案」這種醫學資料,給予了很高的評價與極大的重視。例如前清名醫周澄之(即周學海)云:「宋後醫書,惟案好看,不似注釋古書多穿鑿也。」[55]章太炎亦言:「中醫之成績,醫案最著,欲求前人之經驗心得,醫案最有線索可尋,尋此鑽研,事半功倍。」[56]民國時期,不僅「醫界均重研讀醫案」,而且將其引入教材,如「施今墨創華北國醫,編《醫案講義》;張山雷執教黃牆中醫學校,亦以講解醫案為課程」。[57]目前,北京中醫藥大學亦在高年級中開設了醫案這門課程[58],確實有達到了「逐漸形成獨立學科」的味道。

然而在現代醫學著作中,卻似乎沒有「醫案」類的著作,因為沒有哪個醫生會認為有必要將自己一生治病的經驗與案例寫成

53 聶尚恒《奇效醫述》之出版者〈前言〉,中醫古籍出版社,1984 年。

54 高春媛,〈中醫醫案發展簡史〉,《中華醫史雜誌》,1987 年,(4):207。

55 何廉臣選編,《重印全國名醫驗案類編》緒論,上海科學技術出版社,1959 年新一版。

56 高春媛,〈中醫醫案發展簡史〉,《中華醫史雜誌》,1987 年,(4):207。

57 黃煌,〈晚清名醫柳寶詒及其學術成就〉,《中華醫史雜誌》,1987 年,(1):23。

58 高春媛,〈中醫醫案發展簡史〉,(4):207。

書；教學中也不會特別介紹某個醫生如何「靈活處理」具體問題，有哪些「心得體會」。然而中國傳統醫學卻有成千上萬的「醫案」類著作；不僅教學中會有這門課程，甚至總有人力圖否定仿效現代醫學形成的院校教育與基本教材；以為只有耳提面命、隨師學藝的傳統方式，才是真正能夠學到中醫精髓的唯一途徑。這不能說不是中西兩種醫學體系的又一重要區別。

　　中醫「醫案」盛行的原因是多方面的，例如從《葉熙春專輯》之〈編寫說明〉的如下之語，可以看出編輯出版「醫案」亦具有明顯的「政策性」意味，被當作繼承名老中醫經驗的一項具體措施：

> 1965 年，為了繼承名老中醫經驗，在省衛生廳直接領導和葉老親自指導下，葉老的同事和學生楊繼蓀……等同志共同整理了《葉熙春醫案》，由人民衛生出版社出版，受到讀者歡迎。行將完稿的《葉熙春醫案續集》卻毀於十年動亂，……近年來在認真貫徹黨的中醫政策，繼承整理祖國醫學遺產的工作中，……省衛生廳再次成立「葉熙春學術經驗整理小組」，對葉老的學術思想、臨床獨到經驗進行了總結，編成本輯。[59]

與此書一樣收錄於「近代名醫學術經驗選編」的《金子久專輯》，其編輯者「收集到未發表的金氏醫案抄本四十八冊，以及所有已

---

[59] 浙江省中醫學會、浙江省中醫藥研究所編，《葉熙春專輯》，人民衛生出版社，1986 年。

刊行的醫案等」⁶⁰，所投入的人力、物力可想而知。由此可見政
策因素的巨大作用。除人民衛生出版社這樣的專業出版社外，一
些綜合性出版社亦對編輯本地區名醫的醫案，懷有興趣。例如上
海科學技術出版社的《臨證偶拾》，「收載張羹梅醫生有效醫案八
十餘例」⁶¹；雲南人民出版社的《吳佩衡醫案》，「是從他生前寫
下的臨證驗案及會診記錄中，選擇了有代表性的一部分驗案編輯
而成」⁶²。另外，儘管當代中醫亦是以院校教育為主，但仍保持
有各種形式的師徒關係。或由弟子尊師、愛師之心願；或因藉虎
皮以出書、揚名之需要，為老師整理、出版醫案之事自然也就越
來越多。然而除去這些「政策性」、「社會性」因素，決定醫案類
著作大有市場的根本原因，歸根結底還是中國傳統醫學的固有特
點。即由「體」與「用」（理論與臨床）間存在著的矛盾、差距所
決定。近代醫家何廉臣所編《全國名醫驗案類編》的〈夏應堂序〉
中對此有所說明：

> 蓋以醫雖小道，輒寄死生，不讀書不足以明理，徒讀書不
> 足以成用；不讀書不知規模，不臨證不知變化。良以體質各
> 異，病變不常，呆守成方，必多貽誤。雖飽若孝先之腹笥，
> 亦徒成趙括之兵書耳。案者治病之實錄，臨證之南針也。⁶³

60 浙江省中醫研究所、浙江省嘉興地區衛生局編，《金子久專輯》，人民衛生出版社，1982年。

61 《臨證偶拾》，上海科學技術出版社，1979年。

62 《吳佩衡醫案》，雲南人民出版社，1979年。

概言之，醫案所以受到青睞，是由於從中可以找到一些解決實際問題的辦法。那麼，這些具體辦法又是從何而來呢？明代醫家聶尚恒在〈奇效醫述小引〉中的說明可為代表：

> 余究心於斯術，數十年來博取而精研之，深思而透悟之，自覺有如於神妙者。因病制方，不膠於古方；得心應手，不拘於成說。[64]

用現代之語說，這就叫「具體問題，具體分析」。而分析的能力、分析的過程，也就是古人所說的「意」。一般認為，中國傳統文化具有重綜合、輕分析的特徵；在醫學中則表現為重整體狀況，輕具體病症。其實這是一種片面的看法。片面的成因，在於一般史學家、哲學家所能瞭解的大多是諸如漢代的陰陽五行、宋明的理氣等一些類似「終極真理」的學說，極少能夠深入我們今日所謂科學技術的領域，去觀古人如何處理具體問題的過程。例如明末清初的醫家吳有性在研究瘟疫病的過程中，「靜心窮理，格其所感之氣、所入之門、所受之處，及其傳變之體」，不僅「格」出了瘟疫與傷寒不同，乃天地間別有一種「戾氣」自口鼻而入以致病的「基本原理」；而且從「牛病而羊不病，雞病而鴨不病，人病而禽獸不病」等現象，分析出「其所傷不同，因其氣各異也」；並推

---

63 何廉臣選編，《重印全國名醫驗案類編》，上海科學技術出版社，1959 年新一版。

64 聶尚恒，《奇效醫述》，中醫古籍出版社，1984 年。

論，如果能知道何物能制其氣，則「一病只有一藥之到，病已，不煩君臣佐使品味加減之勞矣」[65]。

較之於「醫者意也」，當代醫家更喜歡用「辨證施治」一詞來表達中醫的神韻，或者稱其為中醫「活的靈魂」。其要不外首先是對一位患者的具體病情加以詳盡透徹、觸及本質的分析，然後靈活地選擇最佳治療方案，而不是按圖索驥地繩於經典、墨守成規地套用成方。的確，古今醫家都極少妄發否定「古訓經典、驗方成法」之言，但他們的創新意識與創造結果，卻在醫案中得到了某種體現。他們引用經典之說來證明自創之法的合理性，用經學家的話說，這叫「六經注我」；與古訓相悖時，則緘口不言，用史學家的話說，這叫「皮裡春秋」。只有看清這一點，才能瞭解中醫學內部「舊瓶新酒」的變化、發展過程；瞭解醫案中蘊涵的醫家之「意」為何；瞭解醫案的價值何在。

談到醫案與辨證施治，則還有一事不妨順帶說明。即當近代西方醫學傳入之後，自然引出國人對於兩種醫學體系之異同、短長的思考與比較。就異同而言，通常認為「西醫辨病，中醫辨證」是其重要區別之一（這或許可說是「辨證施治」一詞賴以成立的根本原因）。雖然中醫界力陳「辨證」之科學與重要，但卻缺乏足夠的說服力，或者說「很難說清」。而醫案的「檔案」性質似乎在此又得到了某種發揮——讓事實作為中醫的科學性、辨證的必要

---

65 浙江省中醫研究所，《溫疫論評注》，人民衛生出版社，1977 年，第 1–
　　3、211 頁。

性的證明！高輝遠等整理的《蒲輔周醫案》似乎就隱含著如此苦
心。其〈整理的幾點說明〉中談到：

> 整理形式仍以中醫為主，多採用中醫病名，……如中醫一
> 個病，可能包括西醫的幾個病，同是中醫的眩暈，而西醫
> 則有美尼爾氏綜合症或高血壓之分。西醫一個病，也可能
> 包括中醫幾個病，同是西醫的乙型腦炎，而中醫則有暑溫
> 或濕溫之分……蒲老治病的特點，特別強調辨證論治這個
> 原則……。[66]

醫案對於中醫來說，無疑是一種教材。無論是自我研讀，還是課
堂授業，都不僅起到傳播技藝的作用，而且還兼有通過「有驗之
事、可驗之法」向後學與社會證明這個醫學體系之可信性、增強
信任的潛在功能。

六、反對者的意見

　　並非所有醫家都支持「醫者意也」的說法，然反對者的出發
點卻並不相同。大致有以下幾種情況。
　　首先，唐代醫家孫思邈雖在其著作中多次提到「醫者意也」

---

66 中醫研究院主編，《蒲輔周醫案》，人民衛生出版社，1972 年。

（見本文第三節的引用），但書中又有「醫自以意加減，不依方分，使諸草石強弱相欺……」[67] 的說法。無獨有偶，《是齋百一選方》章楫序 (1196) 亦稱：

> 古人方書，一藥對一病，非苟云爾也。後世醫家者流，不深明夫百藥和劑之所宜，猥曰醫特意爾，往往出己見，嘗試為之，以故用輒不效。甚者適以益其病，而殺其軀者有之。[68]

這顯示出古今醫家對於「醫方」的基本看法有所不同：古人稱方書中所載醫方為「經方」，即行之有效的經驗之方，故只能照本宣科地加以利用，不得隨意加減；今日固然仍有此類人物存在，但為數極少[69]，而大多數的醫家只不過是將方書作為臨證處方的參考。換句話說，中醫師展現在眾人面前的「隨意遣藥、靈活組方」之畫面，並非古代文物，而是後世醫家的新作（當然，這個「新」只是相對於漢唐而言）。對此有所瞭解之後，反觀六朝隋唐時期大量方書湧現這一醫學發展的時代特徵，自然會有更加深刻的認識。

其二，則是對許胤宗「書不可著」觀點的批評。如《幼幼新書》李庚序 (1150) 云：「或者乃謂，醫特意耳，不庸著書，……

67　《千金要方》，人民衛生出版社，1955 年，第 10 頁。

68　岡西為人，《宋以前醫籍考》，第 1123 頁。

69　此即所謂「經方派」人物，始於清末民初。尊張仲景《傷寒雜病論》為「醫方之經」；視其醫方為「經典之方」；並以能守原方、原量，甚至原服法而自譽。詳見《中國醫學百科全書・醫學史卷》，上海科學技術出版社，1987 年，第 78 頁。

或是一偏之論也。」[70] 又如《聖濟總錄纂要》吳山滔序 (1681) 亦
云：「雖然醫者意也，書不可盡廢。」[71] 此乃顯而易見之道理，不
必多述。

　　特別值得注意的，是蘇軾對於源於感應論之「藥物理論」的
批判。在前引《東坡志林》有關「以意用藥」的事例（參見注
33），以及歐陽脩「醫以意用藥，多此比。初似兒戲，然或有驗，
殆未易致詰也」的感想之後，還有一段蘇軾的反駁之詞：「予因謂
公：以筆墨燒灰飲學者，當治昏惰耶？推此而廣之，則飲伯夷之
盥水，可以療貪；食比干之餕餘，可以已佞……公遂大笑。」[72]

　　蘇軾的話之所以值得注意，是因為他表露出一種與中國傳統
思維方式相悖的「科學傾向」。但遺憾的是，這種「科學」的傾向
比較少見；且當出現時，受詰者亦不過是一笑了之。同樣，定式
化的醫方固然具有刻板保守的一面，但在某些場合也有追求規範
的性質。這也可以說是一種「科學傾向」。例如被「醫者意也」的
支持者朱震亨斥為「何異刻舟求劍、按圖索驥」（參見注18）的
《和劑局方》，實為宋代官藥局生產成藥的規範。試想如果沒有這
樣一個規範，成藥又當如何生產？因而有人認為：《和劑局方》具
有典型的藥典的基本特徵和功能，堪稱我國藥學史上第一部劃時
代的藥典學著作[73]。

70　岡西為人，《宋以前醫籍考》，第 391 頁。

71　岡西為人，《宋以前醫籍考》，第 1123 頁。

72　錢遠銘主編，《經史百家醫錄》，廣東科技出版社，1986 年，第 276 頁。

今天，即便是對「醫者意也」充分理解、滿懷眷戀者，亦難免有下述感慨與批評：

> 坦率地說，「醫者意也」是缺乏現代科學性的，它很容易暴露出種種破綻，甚至流於荒誕不經，然而回到中醫的源流上來理解，又會感到它不僅僅是文人用來說故事的題目，而且代表了古典中醫的一種思想方法。……時至今日，隨著中醫現代化進程的加劇，在越來越精細嚴密的醫學科學分析和技術要求面前，中醫的思想傳統已經失去了存身的基礎，經典表述的聲音也越來越微弱。如果有誰還對你說「醫者意也」，那麼他一定就是最後的中醫。反對中醫現代化，絕對是不切實際的愚蠢念頭，誰敢與科學較勁呢？[74]

這種思想方法真的失去了存身的基礎，無法與科學較勁嗎？

七、科學的難點

承認中醫能夠治病，甚至能治療一些連現代醫學都感到棘手

---

73 吳克讓，〈評「我國藥學史上的第一部藥典」〉，《中華醫史雜誌》，1984，(4)：254。

74 費振鐘，《懸壺外談》，浙江攝影出版社，1998 年，第 79 頁。

的疑難病症，這對於大多數具有種種直接或間接感受的中國人來說並不困難。遺憾的是成千上萬樂於承認這一事實的專家學者，卻無法以自己掌握的最先進的科學理論與技術手段，對這種感受的科學性、合理性加以證明，無法對現象背後所隱藏的原理、本質、「所以然」做出說明。這就是「科學的難點」。

中醫之所以能夠治病，固然與幾千年之經驗積累有密切的關係。但通過前面的論說，不難瞭解到中醫的許多內容並非都來源於實踐經驗，而是與一些被近代自然科學排斥在外的思維方式有著密切的關係。按道理講，從這些被認為是屬於「交感巫術」的思維方式出發，理應只能產生出偽科學與偽技藝──不真的認識與無效的操作。但在中醫這片土地上，卻結出了實實在在的果實。對於這樣一種客觀事實，哲學家或科學史家給予了必要的承認──「科學與方術在早期是分不開的」[75]；「無論這三者（巫術、宗教、科學）的實在關係如何，巫術好像終歸是宗教與科學的搖籃」，只不過「科學比巫術有更清晰的洞察力，它謙卑地學習自然的法則，通過服從這些法則而取得控制自然的能力」[76]。

近代自然科學的確比巫術具有更清晰的洞察力，能夠揭示許多自然現象與技術手段背後隱藏的「所以然」問題。例如在傳統醫學領域中，上述思維方式帶來的最「偉大」成就，應該說是眾

---

75 J. 李約瑟，《中國科學技術史》，科學出版社‧上海古籍出版社，1990 年中譯本，第二卷，第 36 頁。

76 W. C. 丹皮爾，《科學史》，商務印書館，1975 年中譯本，第 479 頁。

所周知的「人痘接種法」。由於古時認為天花的病因在於人體內存在有先天的「胎毒」，欲要引出胎毒，就必需使用某種能與體內之胎毒產生「感應」的東西，於是便令小兒穿上病癒患兒之衣，或取病癒者的瘡痂移植到未患過天花者身上，以實現「引胎毒外出」的目的。這種錯誤的認識雖然一直存在於中國醫生的頭腦中，但卻絲毫不影響「人痘接種法」作為當時預防天花最有效之法所產生的實際效果。即便是在牛痘法傳入中國後，人們也還是以此作為其原理解釋[77]；而且對於牛痘的安全、優越性，同樣給予了模擬式的解釋：牛屬土性、性情溫順，故用之萬全。實際上，直到近代免疫學形成之後，人們才真正明白「種痘」何以能預防天花。同樣，人們通常所說「吃什麼，補什麼」無疑也是來源於原始的模擬思維方式，並成為食療，以及許多「自然之物」被廣泛用作藥物的理論依據。「科學家」開始對此嗤之以鼻，且常常與前引蘇東坡難歐陽脩之例一樣地加以駁斥：中醫言「色赤入心、色赤補血」，那麼吃隻紅色的襪子能治什麼病呢？中醫言「白糖補氣、紅糖補血」，然白糖與紅糖乃是一物，只不過純度不同，紅糖含有些雜質而已。然而當科學家，或者說是醫學家弄清了相同器官的化學構成極為相近時，市場上出售的「豬肚子」（胃）則往往被刮去了內膜——用於生產某種胃藥；同樣，當人們不再僅僅是從製糖工藝的角度去看待紅糖與白糖的區別時，「雜質」也就具有了一定的「名分」——許許多多黑色食品的特殊營養價值得到了充分的

---

77 最早介紹牛痘的著作名曰《引痘略》，顯然是為了表述「引痘外出」之意。

肯定。當我們瞭解到花中多含芳香烴、揮發油，具有擴張毛細血管（發散）的作用時，對於中醫據比類之觀而言「諸花皆升」，亦可理解；但對於那些至今還不能對其「所以然」做出解釋的理論、技藝，又該如何對待呢？儘管從理論上講，人類具有不斷認識自然，逐步從「必然王國」走向「自由王國」的能力，但又永遠不可能窮盡因果之間的全部鏈接細節。這不正是「科學的難點」之所在嗎？在此種情況下，一種被稱之為「哲學的榮譽」的認知方法──緊緊抓住因果兩端，而將期間的細節問題留給未來自然科學的方法，不是也永遠會具有存在價值與生命力嗎？中醫之所以在當代還沒有消亡的根本原因，恰在於此。

　　又如脈診的問題，如果從血液循環的有關知識出發，將永遠無法解釋與承認：以手腕處的一截動脈作為人體的縮影；按上下順序劃分成「寸、關、尺」三部，並與五臟相配的理論有何道理。然而局部可以作為全局之縮影，且可給出整體像的所謂「生物全息現象」，卻越來越受到人們的注意，並由此產生了一些新的理論學說。總之，人類在認識自然的過程中，是否只有實驗科學這一條路可走？或者說，以實驗為特徵之近代科學的局限性，是否可通過沿著自身軌跡的運動發展而被徹底克服，不能說不是一個值得思考的問題。

咒禁療法——「意」的神秘領域

　　當以「實證」為主要特徵的近代自然科學體系形成後，一切解釋自然及其運動方式的理論、學說，乃至根據這些認識創造的改造與利用自然的方法，均受到「科學」的檢驗。這種「檢驗」不僅僅指出以往一些具體的理論學說、方法技藝的正確、錯誤或不足，而且在「自然」與「超自然」之間建立了不可逾越的鴻溝。從而使得數千年來普遍存在於各種文化積澱中並依然存活原始部落中的、因尚不具備「自然」與「超自然」概念區分而歪曲自然的認知體系——巫術，獲得了「偽科學」之名。

　　巫術的偽科學性質，在於它是一種被歪曲了的自然規律的體系，也是一套謬誤的行動指導準則。在這個體系中，為實現某種願望而創立了各種操作法術，但由於這些法術或因所利用的作用力來源於虛幻的「超自然之力」，或因作用力的傳遞媒介與傳遞方式是「超自然」的，而使得其目的不可能實現。

　　巫術的體系與結構，可以概括為「理論巫術」（偽科學）與「法術」（偽技藝）兩部分。如果深入研究，則不難看到其思維模式——巫術理論有如人們對於事物的科學認識一樣具有自身的體

系，只不過這個體系與思維方式未能正確反映客觀世界的「真」，故而被稱之為「偽科學」。其次，由於構成巫術的各種具體法術均是由其發明者運用自己的智慧創造而成，因而被稱之為「偽技藝」。「理論巫術」並不是創造技藝者所必須遵循的指導法則，而是研究者通過探索各種法術的共性，歸納總結出的抽象原理。由於這些「理論」的本質是人類某些思維方式的概括總結，所以這些「理論」就不可能僅僅是法術（偽技藝）的思維原則，而且同樣是某些被今人稱之為古代科學、技術文明賴以創立的抽象原理。因而研究巫術的目的並不在於批判其「不真」的本質，而是要在分析各種法術的具體結構，弄清其中各種行為的意義與思維方式的基礎上，進一步研究巫術在人類文化發展史上的地位與作用，研究其在不同文化區域中的各自特徵與共性。

一、咒禁療法在醫學中的地位

　　儘管在現代西方醫學與中醫學中均無咒禁療法的立錐之地，但在古代（不論中外），咒禁療法均是醫學構成中的組成部分。而且其地位與運用範圍並不因醫學理論及其他各種確有實效之醫療技藝的發展而下降或萎縮。不必追述有關先秦時代巫、醫兩者間密不可分關係的種種記述[1]，僅舉唐代醫家孫思邈對於醫學構成的言說為例：「故有湯藥焉，有針灸焉，有咒禁焉，有符印焉，有

導引焉。斯之五法，皆救急之術也。」[2]自隋代開始，太醫署中設有「祝禁博士」[3]；唐代醫生分為四類，「咒禁師」為其一（餘為醫師、針師、按摩師）[4]；宋代太醫局將「醫學」分為九科，含「金鏃兼書禁科」[5]；元、明兩代的太醫院亦皆有「祝由科」[6]。雖然歷代不乏對於咒禁療法的指責，例如漢代司馬遷認為「信巫不信醫」是「疾有六不治之一」[7]；宋代徽宗曾「詔禁巫覡」[8]等等，但均不能改變咒禁療法乃至巫術的存在，其原因就在於對於沒有現代自然科學觀的人來說，根本不存在自然與超自然間的概念差異，所以當法術失敗時，被否定的僅僅是這一具體的法術本身，而不是整個認知體系[9]。李約瑟指出：「區分方術與科學，

---

1 例如《韓詩外傳》載：「俞跗治病，不以湯藥，搦木為腦，芒草為軀，吹竅定腦，死者復蘇。」又《說苑·辨物》：「苗父之為醫也，以菅為席，以芻為狗，北面而祝，發十言爾，諸扶而來者，舉而來者，皆平復如故。」

2 孫思邈，《千金翼方》卷二十九〈禁經上〉。

3 《隋書·百官下》，中華書局點校本，第776頁。

4 《舊唐書·職官三》，中華書局點校本，第1875–1876頁。

5 《宋會要輯稿·職官二十二之三十六》，中華書局，1957年，第2878頁。

6 陶宗儀，《南村輟耕錄》，中華書局，1959年，第188頁；《明史·職官三》，中華書局，第1812頁。

7 《史記·扁鵲倉公列傳》，中華書局，第2794頁。

8 《宋史·徽宗紀三》，中華書局，第398頁。

9 例如五代唐莊宗「重賄召募能破賊艦者，於是獻技者數十，咸言能吐火焚舟，或言能禁咒兵刃，悉命試之，無驗。」（《舊五代史·莊宗紀第三》，中華書局，第395頁。）

只有到了人類社會歷史的較晚時期才有可能……是十七世紀早期現代科學技術誕生以後的事──而事實上這一點卻是中國文化所從未獨立達到過的。」[10]這實有助於理解巫術的思維方式與具體法術在中國古代醫學中占據何等重要的地位。

　　一般認為，在醫學發達以前，由於人們對於自然的科學認識不足、抗爭手段十分有限，對於各種疾患只能乞求神靈的幫助，因此是巫醫占統治地位與巫術治療盛行的階段。這種觀點雖然普遍出現在各種醫學史的論著中，但卻沒有足夠的史料作根據。這種觀點流行的原因之一是由於許多人自覺或不自覺地接受了英國人類學家泰勒 (E. B. Tylor, 1832–1917) 創立的「萬物有靈論」，認為原始人在對自然缺乏正確認識及無力抗爭自然時，會在宗教形成前先發生「萬物有靈」的觀念。但是近世的宗教學家卻不承認這一觀點。因為早期人類的思維方式尚未達到能綜合各種現象，並加以抽象化的水平，所以至今並未發現任何實例足以證明早期文明中曾存在過「萬物有靈」觀念的現象[11]。以念誦咒語的治療方法為例，由於語言最基本的功能是表達思想，因而其對象理應是限定在「能夠理解語言」──即可以接受語言訊息的對象範圍之內。又因為在不同的歷史時期，人們對於這個範圍的認識是不

---

10 李約瑟，《中國科學技術史》第二卷，科學出版社‧上海古籍出版社，1990 年，中譯本，第 36 頁。

11 參見《簡明不列顛百科全書‧泛靈論》，中國大百科全書出版社，1985 年，第三冊，第 15 頁。

同的,所以祝咒的應用範圍亦相應不同。從馬王堆出土醫籍所保存的資料看,當時咒禁療法的適用病種遠不如後世廣泛,其原因正是由於當時在「作用力來源」與「治病物」兩方面能夠接受語言訊息的對象並不如後世多。例如對於經今人考證以為是蠍傷的「癭」病,只是威嚇說:「鳳鳥」將「貫而(爾)心」[12]。這「鳳鳥」或許是指「鳳凰」,但其思維方式大概不過是模擬雞可啄食蟲類動物的觀察基礎之上。縱觀《五十二病方》中所存近三十條咒禁治療方法,其中作為威懾力來源的神靈之名不過以下幾種而已:

1. 天电(電)、東方之王、西方□□□主冥冥人星(第66行);
2. 鳳鳥(第82、84行);
3. 天神、神女(第204行);
4. 黃神(第308、427行);
5. 啻有五兵(第381行);
6. 巫婦(第443行)。

其他則主要是依靠施術者本身的力量。後面將要談到噴、唾等行為顯然是威懾力的重要來源,如咒之日:「噴者虜(劇)噴,上如篲(彗),下如脂血」(第51行);唾日:「歡桼(漆),三」(第380行)。另外則是以「斬」、「磔薄」(碎屍)、「石擊」、「斧斬」、「刀割」、「刖若肉」、「涂若豕矢」(屎)、「□若四體、編若十指、投若□水」之類現實而具體的懲罰作為威懾力。

　　《五十二病方》中使用咒禁之法治療的疾病,可以歸納為以

---

12 《五十二病方》,第84行,見《馬王堆漢墓帛書四》,文物出版社,1985年。

下幾種病因：

1. 蟲類：巢 [13]，癙（蠍，2 條），蚖（蛇，3 條），□爛，癲（2 條），身疕（浸燤蟲）；

2. 狐：包括各種外陰部位的病變，如「痒」（癃）、「積」等（共 7 條）；

3. 鬼：魃（小兒鬼），鬒（漆，病因為漆王，3 條）；

4. 不明：嬰兒瘛 [14]，傷者血出，尤（疣，6 條）。

分析這些資料則不難看出，在當時的思維、認識中，作為能夠接受語言訊息的對象，首先是動物，其次才是神靈。而且這些神靈亦不十分抽象，例如天甸（電）、鳳鳥、巫婦、魃等均是確有可指的。因而對於以往醫史研究中普遍認為超自然的病因解釋與治療方法主要出現在人類早期社會，逐漸被科學（物理與化學）的治療方法所取代，兩者間的關係屬於此消彼長的觀點，應該適當加以修正：透過比較漢、唐時期咒禁療法的適用範圍、語言對象即不難看出，隨著文化的進步及人類思維的複雜化，超自然的疾病解釋與治療方法——咒禁之術，亦有其自身的發展變化過程。就中國而言，至少從漢到唐的歷史階段中，醫學體系中的科學內容

---

13 巢，《馬王堆漢墓帛書四》釋為「體臭」，似不確。該書第 261 行有「未有巢者，……其蟲出」，意為「蟲巢」，故知病因為蟲。

14 文中沒有提到病因為何，山田慶兒先生對此條有詳盡的考證與論述，認為病因是民間傳說所言「九頭鳥」之血落在小兒衣物上引起的，詳見山田慶兒，〈夜鳴之鳥〉，譯文載於《日本學者研究中國史論著選譯》第十卷，中華書局，1992 年，第 231–269 頁。

（物理與化學的治療方法及相關理論）與咒禁療法是呈平行發展之勢。在此後的運用中，雖然具體法術可見更新、繁衍[15]，但其所依據的準則基本上都是一致的。

當討論巫術在醫學構成與發展中的地位時，還應看到除表現形式明確的咒禁療法外，巫術的基本思維方式——「相似律」、「接觸律」，實際上也是中國古代醫學理論體系許許多多「科學內容」賴以成立的基礎，由此不僅構成了某種思維方式（例如聯想與模擬）既可產生巫術，也可產生科學的不同效果，而且形成了巫術與科學分解的不確定性，以下各舉一例說明之。

1. 相似律：例如毀壞敵人的偶像，或以針刺寫有某人姓名、生辰的紙人，以期達到令對方失敗或遭厄難之目的，是此種巫術原理的典型表現形式。在咒禁治瘧法中，有「發日執一石於水濱，一氣咒曰：暓暓圓圓，行路非難，捉取瘧鬼，送與河官，急急如律令。投於水，不得回顧」，[16]這種巫術原理的基本思維方式是相同原因（或形式）必然會產生相同效果，而其在醫學中的運用，可謂不勝枚舉。例如「兔唇」，「由婦人妊娠時見兔，及食兔肉使然」，[17]判定此說之謬當然十分容易，但要判定某些用藥理論的是非就不那麼容易了，例如根

---

15 如宋代《聖濟總錄》「符禁門」的文字長達六萬餘，有符三百餘道。

16 葛洪，《肘後方》卷三，人民衛生出版社，1963年，第60頁。

17 巢元方，《諸病源候論·唇口病諸候·兔缺候》卷三十，人民衛生出版社，1955年，第158頁。

據鐘乳石的形態與形成過程而言其功效為「下乳汁」[18]；食用動物的某一器官可以補養人體的相應器官（現代生物化學證明相同器官的化學構成相近似）；具有「滑」之性質者（例如米湯和滑石）可以通竅（前者已淘汰，後者符合溶質分子滲透利尿原理，故確有利尿作用）等等。李時珍以為「銃楔」可以治療難產，顯然不對；但用梳子「梳乳周回百餘遍」治療「乳汁不行」[19]卻能成立。諸如此類，或正確，或謬誤，但都是建立在相似律的原理之上。

2. 接觸律：例如「在全世界許多地方我們都可看到，臍帶尤其是胞衣被當成一個活物……在那裡住著這個孩子的守護神或他靈魂的一部分。此外還普遍認為：採用什麼方式來處理孩子的臍帶或胞衣，也將影響他或她未來的身分或事業。」[20]馬王堆帛書中有《胎產書》，畫有如何埋胞衣的方位圖；解釋文字見《雜療方·禹藏埋胞圖法》[21]，正是此意。接觸律的基本概念是認為事物一旦互相接觸過，他們之間將一直保留著某種聯繫，即使他們已相互遠離。《靈樞·癲狂》有取患者之血以候其病發之例：「置其血於瓠壺之中，至其發時，血獨

---

18 《神農本草經·石鐘乳》。引自《重修政和經史證類備用本草》，人民衛生出版社，1957 年，第 1269、1270 頁。

19 李時珍，《本草綱目》卷三十八「服器部」，人民衛生出版社，1957 年，第 1269、1270 頁。

20 弗雷澤，《金枝》，中譯本，中國民間文藝出版社，1987 年，第 32 頁。

21 《馬王堆漢墓帛書四》，第 133–135、126 頁。

動矣」。在醫學領域中最值得研究的「成功用例」是人痘接種法的發明！即令未患過天花的小兒穿著患兒衣服，或取病癒者的瘡痂移種到未患過天花者身上，以實現「引胎毒外出」的目的。作為一種治療方法，而未患天花者為何普遍肯於接受這種「移植」，顯然不能用「轉移疾病」去解釋這種行為的動機。發明者的意圖不過是要借助患者身上之物（衣服、痘痂或膿汁）引導未患病者身上潛藏的「胎毒」外出。這種「胎毒」的病因解釋一直延續到牛痘接種法傳入中國以後，最重要的牛痘接種法著作即名之曰《引痘略》。人痘接種法之所以能夠在沒有任何病毒學、免疫學理論作基礎的情況下產生，成為造福於人類的一大發明，恰恰是由於簡單的「接觸律」思維方式。

類似的治療方法頗多，但由於研究者對古人的思維方式不甚瞭解，故多以現代醫學的理論比附之。例如有人評價《肘後備急方》：「在狂犬病的治療上該書首次記載了用狂犬腦組織治療狂犬咬傷。這種『仍殺所咬犬，取腦傅之，後不復發』的記載……姑且不論其治療效果如何，至少可以認為這一發明與現代醫學的免疫思想原則符合。」[22]但如果我們知道「人們曾普遍相信：在受傷者和致傷物之間存在著某種聯繫，因而在事件發生後，無論對該致傷物做什麼事情都會相應地給予受傷者或好或壞的結果」[23]，則不

---

22 朱仁康主編，《中醫外科學》，人民衛生出版社，1987年，第5頁。

23 弗雷澤，《金枝》，中譯本，第63頁。

難對「巫術」在古代文明發展中的地位與作用，建立起一個基本正確的認識。誠如丹皮爾所說：「巫術對宗教的關係和對科學的關係如何，仍然是一個爭論的問題。」但是「無論這三者的實在關係如何，巫術好像終歸是宗教與科學的搖籃。」[24]

二、咒禁療法的作用力與轉移方式

㈠噴、唾——「氣」的作用

在行咒禁之法時，施術者常常通過噴、唾等動作向受術對象吐氣。例如在馬王堆漢墓帛書所記載的咒禁療法中可以見到：「涶（唾）之，賁（噴）：兄父產大山，而居□谷下，……」；「吙[25]：謔年蠶殺人，今茲有（又）復之。」這種動作大多是在念誦咒文之前進行，雖少見有單獨使用者，但卻有其自身的獨立意義。

唾，在中國傳統習俗中始終是表示鄙棄、侮辱之意。如《左傳》僖公三三年：「不顧而唾。」《戰國策．趙四》：「太后明謂左右，有復言令長安君為質者，老婦必唾其面。」然而在咒禁之法

24 丹皮爾，《科學史》，商務印書館，1975年，中譯本，第479頁。

25 吙，《玉篇》：「呼氣」。

中，「唾」似乎並不僅僅是為了表示鄙棄、侮辱的意思。秦代法律文獻《封診式》中，有控告他人口中有毒的案例，稱之為「言毒」[26]；《靈樞·官能》在論述如何根據個人的不同特點傳授適宜的治療技能時說：「疾毒言語輕人者，可使唾癰咒病。」另外，漢代王充在《論衡·言毒篇》中亦曾談到：「太陽之地，人民促急；促急之人，口舌為毒。故楚越之人，促急捷疾，與人談言，口唾射人，則人脈胎腫而為創；南郡極熱之地，其人祝樹樹枯，唾鳥鳥墜。」因而咒術療法中使用「唾」行為，極有可能是將「唾沫」視為口舌之毒的載體。此後雖然「毒言」、「口舌為毒」的說法不復流行，但唾在咒禁之術中卻始終保留。

唾、噴等動作雖有所不同，但其共性與本質均是要向受術對象傳遞某種能量。王充的解釋是：「巫咸能以祝延人之疾，愈人之禍者，生於江南，含烈氣也。」[27]其後，晉代葛洪所著《抱朴子·內篇·至理》中也有相似之論：「善行氣者，內以養身，外以卻惡。然百姓日用而不知焉。吳越有咒禁之法，甚有明效，多炁（氣）耳。」

比較以上王、葛二人之論，前者是從江南太陽之域「多含烈氣」加以解釋，而後者雖亦舉吳越之地為例，但其立論已然轉移到「百姓日用而不知」的人身固有之氣。葛洪在解釋能夠「以炁禁之」的事物時，雖然範圍頗廣，但從中看不出任何宗教、神仙

---

26 《睡虎地秦墓竹簡·封診式》，文物出版社，1987 年，第 276 頁。

27 王充，《論衡·言毒篇》。

的色彩，完全是建立在以「炁」的能量制約他物的基礎之上，例如從「以炁禁白刃，則可蹈之不傷、刺之不入」[28]看，則頗似現今屢見不鮮的「硬氣功」。

從思想史的角度講，葛氏之說代表著漢代儒家文化取代黃老之學後，「一批治黃老之學的知識分子分別轉向從事學術和方術」[29]，從而使得「方術」逐漸理論化、體系化，具備某種哲學思想與理論性解釋的傾向。在唐代的相關文獻中，可以看到「氣」的應用更加醫學化，形成了咒禁「六法」之一的「氣道禁」──所謂「吹、呼、呵、噓、嘻、呬」。其具體應用例如「若唾熱病，以冷氣吹之二七，然後禁之；若唾冷病，以熱氣呵之二七，然後禁之。」[30]「吹」與「呵」在人體皮膚上產生的涼、熱不同之感是不言而喻的，不管這種方式有沒有治療價值，但其醫學意義卻極為明確。而另一方面，「唾」亦仍然是咒禁之術的重要組成部分，只是添加了施術者先要「受禁」的程式，以乞求神靈的幫助，再將這種「神力」通過「唾」的方式轉移到受術對象上。

㈡語言的作用

念誦祝咒之文，是咒禁療法的重要組成部分。對這一行為最

---

28 葛洪，《抱朴子・內篇・至理》。

29 朱越利，《道經總論》，遼寧教育出版社，1991 年，第 9 頁。

30 孫思邈，《千金翼方》卷二十九〈禁經上・禁法大例第四〉。

常見、但卻錯誤的解釋是認為：咒禁療法為精神療法之一種[31]。
這種解釋之所以不能成立，在於它僅僅是看到咒禁之術與心理療
法在形式上均使用語言作為治療手段，而沒有深入研究兩者間的
本質不同。

現代精神病學之所以使用「語言」等方式進行心理治療，是
因為「有許多病，如神經症各類疾病，社會心理因素是致病因素，
它對疾病的發生和發展起重要作用。這類心理因素的去除，又非
藥物及物理治療所能奏效，必須借助於心理治療。心理治療係利
用醫生的言語影響患者的精神活動，使患者認識到發病原因、臨
床表現和疾病的過程。指導患者發揮主動性，去除病因和病後的
焦慮，樹立戰勝疾病的信心，促使患者身心健康，達到治療的目
的。」[32] 咒禁之術中雖然有「語言」行為，但其與心理療法的本
質性不同在於：

　1. 咒語的對象並不是患者本身，而是能夠接受語言訊息的對象，
　　　例如動物、鬼怪、神靈等；

---

31 河北醫學院，《靈樞經校釋》，人民衛生出版社，1982 年，下冊，第 313
　　頁。又如劉伯驥，《中國醫學史》說：「此等巫醫，除使用藥物外，並根
　　據靈魂學、心理學為人治病，故其禱祝、念咒、歌唱或舞蹈，云替病者
　　驅邪逐魔，照現代術語言，不過是一種催眠術與心理治療而已。」（臺
　　灣，華岡出版部，1974 年，第 1 頁）。近有袁瑋，〈中國古代祝由療法初
　　探〉（《自然科學史研究》，1992 年，第一期，第 48 頁）亦從「心理療
　　法」的角度肯定祝由療法的科學價值。

32 沈漁邨主編，《精神病學》，人民衛生出版社，1990 年，第二版，第 195 頁。

2.咒語的作用方式不是要影響患者的精神活動，亦不考慮任何「社會心理因素」，而是要求神賜力、威懾受禁對象，達到「禁」的目的（治療疾病僅是其中的一部分）；

3.咒術作為一種治療方法，其適用的範圍不僅不限定在精神疾患的範圍，而且主要是針對各種軀體疾患。

因此可以斷言：咒禁之術，特別是「語言」在其中的作用，是不含任何現代醫學所言「心理治療」成分的。

在糾正了所謂「科學評價」咒術的心理治療價值後，還必須糾正另一種同樣是未經深入研究，即簡單地評說咒術為宗教迷信欺騙手段的看法：「巫術認為，神授的語句具有法力，這些語句據說只有巫覡才聽得懂，才能使用。」[33]事實上，祝咒之文全部是由意思極為明確的普通語言組成，不僅任何人都能看懂聽懂，且還可以習而用之。在施術者與受術者，甚至是整個社會都承認神靈、鬼怪存在的社會裏，運用語言進行溝通乃是十分自然的事，並不存在「欺騙」與「被騙」。因此，分析咒術語言的意義在於弄清當時的人是如何看待世界、認識事物的，而不在於評說其是非對錯。如前所述，由於語言的使用必須是以能夠理解者為對象，因此語言本身並不是一種力，而只是一種訊息。咒語除了字面上所表述的那些威懾之意外，值得研究與注意的還有這些語言文字中所包含的「機」。有關「機」的概念及其按中國古代思想史中的地位，李志超先生曾有專文論述[34]，認為「機」發展成抽象概念「導

---

33 朱越利，《道經總論》，第 21 頁。

致古人對訊息和控制的瞭解，首先闡發了意識和語言作為機的作用。」在咒禁療法中，這種控制作用是通過「名」來實現的。董仲舒在《春秋繁露·深察名號》中說：「名者，大理之首章也。……其即幾（機）通於天地矣。」在咒術語言中，即包含有這種概念的應用，如馬王堆帛書《雜療方》所記載的咒語即是十分典型的例證：「即不幸為蚑蟲蛇蜂射者，祝，唾之三，以其射者名名之，曰：『某，汝弟兄五人，某索知名，而處水者為鮫，而處土者為蚑，棲木者為蜂，癘斯，蜚而之荊南者為蚑。而晉□未□，爾教為宗孫。某賊，爾不使某之病已，且復□。』」[35]這條咒語因後半部缺字致使斷句有些困難，且意思亦有難明之處，但其中要表達施術者知道為害者之名的意思卻極為明確。有時，施術者說不出為害者姓名，則只能推諉有神靈知道：「六丁六甲，知鬼姓名」[36]。明確解釋此種咒術語言作用的是晉代葛洪：「但知其物名，則不能為害也。」故入山林遇邪物或夜聞人音聲大語，「知而呼之，即不敢犯人也」；「見之，皆以名呼之，即不敢為害也」。[37]不需附加威脅語言，但呼其名即可實現「禁」之目的的方法，雖然源遠流長，但作為道教代表人物與古代傑出思想家的葛洪之所以要將這種方法視為原則，顯然是借咒術之法闡發「語言」、「名」

---

34 李志超，〈機發論——有為的科學觀〉，《自然科學史研究》，1990年第一期，第1頁。

35 《馬王堆漢墓帛書四》，第128頁。

36 孫思邈，《千金翼方》卷二十九〈禁經上·禁溫疫時行第七·禁疫鬼文〉。

37 葛洪，《抱朴子·內篇·登涉》。

為「機」的「玄理」。誠如李志超之文在論述「機發論」、道教科學觀時所說：「這一點非常重要，是研究中國傳統文化、自然觀、科學思想史等不可忽視的東西。」

㈢力量的轉移

在醫療方法中，各種內服、外用藥，按摩、針灸等皆是以某種作用力施加於患病之軀的方式來實現治療目的。咒禁療法作為古代醫學的一部分，亦同樣是在竭盡全力、想方設法利用一切「可被利用的力」去實現治療的目的。兩者的區別僅僅在於，只有當選擇的「外力」是客觀存在的「自然之力」，並確實能夠作用於對象物體時，才能形成醫學的技藝；如果選擇的「外力」或轉移的途徑為虛幻時，即形成巫術的治療方法。

例如「取艾葉拭手，使汁受手中。七日勿洗手，持齋過七日以外，即成禁。……咒：『願我此手一切癰腫，一切諸毒，乃至一切病，手著即差』。……若治病時作想此手作熱鐵叉，想前人病如雪，手著病即散。」[38] 雖然「艾」確實是一種藥物，並廣泛用於外治法，但上述治療方法的「轉移途徑」不能確實有效地將這種外力轉移到物體上，故不能成立。咒禁療法的力量轉移有時需要借助他物，如「候初電時舉目看電，右手把刀以左手摩之，咒曰：『助我行禁，振聲如雷吼，萬毒伏閉氣。』待雷聲盡訖。」[39] 又

---

[38] 孫思邈，《千金翼方》卷二十九〈禁經上・受禁腫法〉。

如：「候燕初來時，以紙一張，濃點筆於紙上，望燕與點，燕沒乃止。」[40] 此後，這刀、紙等物即成為具有神力的治療用具。

　　由於文化的發展，虛幻的神靈越來越多，力量越來越大，所以咒禁療法的施術者這時才逐漸轉變成為「神力」與「疾病」間的媒介（但不是傳達天意的 medium），他們的語言對象主要是能夠理解語言的神靈，而不再是致病物。「弟子某乙願持禁法，禁斷邪惡鬼毒之氣，救理人民，伏願降真氣流布臣身，令臣所行符禁應聲除差，應手除愈。」[41] 施術者以包括語言在內的種種方式「借到」神力之後，通過刀、水、唾等方式轉移到受術對象之上，實現治療目的。因此在這種情況之下，咒禁之術的治療範圍可以無限地擴大，不必限界在「能夠接受語言訊息」的範圍之內了。

三、咒禁療法與宗教

　　一般認為，西周時期醫與巫的分化，是中國傳統醫學發展之路上的一個重要轉捩點[42]。就《周禮》所記載的醫學分科、司馬

39　孫思邈，《千金翼方》卷二十九〈禁經上・受禁法第二・同力受禁法〉。

40　孫思邈，《千金翼方》卷二十九〈禁經上・受禁法第三・受禁癧法〉。

41　孫思邈，《千金翼方》卷二十九〈禁經上・受禁法第二・七星受咒法〉。

42　杜石然等，《中國科學技術史稿》，科學出版社，1982年，第78頁。

遷對「信巫不信醫」之人的批判，以及醫學經典《素問》對於「祝由」療法的評價來看，似乎自此開始，傳統醫學似乎確已走上了基本是沿自然科學軌跡發展之路，而咒禁之術則漸趨衰退，只不過是殘存民間而已。然而如前所述，自隋代開始，醫學體系的構成中重又出現了咒禁之術，直到明代，在醫學分科中，咒禁之術均有其獨占的一席之地。這一現象並不意味著醫學發展的倒退，其原因與東漢以後佛教傳入、道教興起之文化背景作用於醫學有較大關係。

有關佛教傳入、道教興起，以及儒釋道三教之間如何相互借鑑吸收與排斥詆毀，不是此處需要討論的問題，需要說明的是，由於任何一種宗教都是在吸收該地區、該民族固有文化要素的基礎上形成的，因此有關咒禁之術與佛教、道教間關係的考察，不過是研究這幾個體系間的相互影響滲透而已，並非是從哲學與文化史的立場出發去探討「巫術－宗教」間的起承轉合。

先說道教：道教作為中國土生土長的宗教，在其發展過程中，從神仙方術、民間方術中吸收了不少東西。例如有人追溯道教徒廣泛使用的符，以為其「出現最遲不能晚於桓帝元嘉元年（151年）」[43]，實際上馬王堆帛書中已有所表現：「以下湯敦符灰，即□□病者，沐浴為蠱者。」[44]符的使用，來源於人們將鎮懾鬼怪

---

43 吳榮曾，〈鎮墓文中所見到的東漢道巫關係〉，《文物》，1981年第三期，第56頁。

44 《馬王堆漢墓帛書四》，第73頁。

之物的使用逐漸抽象化，例如相傳東海度朔山有大桃樹，其下有「神荼」、「鬱櫑」二神，能食百鬼[45]，故民間有桃茢、桃梗、桃湯、桃人、桃板等一系列桃木製品的應用，逐漸演化為畫二神於桃木板的「桃符」，甚至是畫於普通紙上，但仍具有其內容與意義的「年畫」。但畫「符」之法，確實是在道教中得到了極大的發揮[46]，這是眾所周知的事情。至六朝時期的醫方著作中，已能見到較多的「書禁」治病法，如治療小兒驚啼：「書臍下作貴字，大吉」[47]；治婦人乳中熱毒腫：「朱砂書乳上作魚字，良」[48]等等。其後，宋代太醫局的醫學分科竟然不再稱「咒禁」，而是改作「書禁科」，這恐怕與「宋代茅山宗變成以符籙為主，統治者重視的也是符籙派道士，與唐代相比都發生了很大變化」[49]的社會背景是緊密關聯的。

　　其次，道教在理論體系上繼承了先秦道家虛靜、無為的思想，李約瑟以儒家貴陽、道家貴陰來概括其特點[50]。這種咒禁之術本

---

45 王充，《論衡・訂鬼》謂其源出《山海經》，但今本《山海經》無此文。

46 例如東漢張角即長於「符水咒說以療病」，見《後漢書・皇甫嵩傳》。又葛洪《抱朴子》中亦記載了不少畫符之法。

47 馬繼興主編，《敦煌古醫籍考釋・單藥方》，江西科學技術出版社，1988年，第 193 頁。

48 馬繼興主編，《敦煌古醫籍考釋・不知名方第九種》，江西科學技術出版社，1988 年，第 272 頁。

49 朱越利，《道經總論》，第 95 頁。

50 李約瑟，《中國科學技術史》第二卷，科學出版社・上海古籍出版社，

身並不需要的哲學思想，亦在唐代咒禁理論中有所體現：「《神仙經》曰：陽道堅強而易歇，陰道微軟而久長。聖人閉口，萬物可藏。……眾人遊戲，而我獨住；眾人浩浩，而我獨靜；眾人言說，而我獨嘿，此行禁之道畢矣。」[51]因而唐代的咒禁之法已不似馬王堆醫書那樣簡單，學習咒禁法的人需遵守五戒、十善、八忌、四歸等等戒律──「七日之中，閉口不共人語，乃可受之」；「誦禁文比不得出聲，令自耳聞聲，若聞之咒，即禁法不行。」[52]

在力量來源方面，唐代的咒禁之術既不像馬王堆醫書那樣主要是依靠唾、噴的內在力量和語言的恐嚇；亦不同於葛洪那充滿哲學味道的「以炁禁之」、「但知其名，即不能為害」之論，而是乞求一切神靈賦予施術者力量。枚舉幾條《禁經》所載咒語中的神靈之名為例：

持禁齋戒法第一：萬神扶助，禁法乃行。

受禁法第二：上啟三師、神童、玉女、天醫、盧醫、一切諸師、太上老君、諸仙神王、日月五星、二十八宿、北斗、三臺諸神仙官屬大神王。

都受禁文：東方木禁、南方火禁、西方金禁、北方水禁、中央土禁、天師、東王公、西王母。

1990 年，中譯本，第 33 頁。

51 孫思邈，《千金翼方》卷二十九〈禁經上・受禁法第二〉。

52 以上分見孫思邈《千金翼方》卷二十九〈禁經上〉中的〈持禁齋戒法第一〉、〈受禁法第二〉、〈禁法大例第四〉。

三月三日受法：江河四瀆一切水官、四海大龍正。

太白仙人受法：五方五帝、五方禁師、五方吞精啖毒夜叉
　　　　　　　神王。

天帝太一受禁法：青龍、白虎、朱雀、玄武、北斗七星、
　　　　　　　東治大禁師、萬石趙侯驃騎大將軍、蘇
　　　　　　　平南公、八部將軍、七十二禁師、陳師、
　　　　　　　趙師、直符小吏、直日童子、護直今日。

僅僅通過這些神靈之名，即不難看出道教對於咒禁療法的影響與
滲入。

　　然而不管咒禁之術如何受到宗教的影響，其本質始終不能改
變，仍然是建立在「偽科學」指導下的「偽技藝」體系。因為咒
禁療法雖然在一定的發展時期中，較原始階段更承認神靈的存在，
但任何咒禁之術都是要役使神靈為施術者的目的服務，而不是秉
承神靈的意願行事。此乃巫術與宗教的本質區別。

　　再談佛教：在敦煌古醫籍殘卷中，可以見到佛教醫學咒禁法
的流傳。例如難產之時：「又方，有咒法：南無干施婆，天使我廣
說此咒偈……」[53]。然而這種域外咒禁方法的傳入，對於中國傳
統巫術體系並不重要，至多不過是鬥米之中再增幾粒的關係。值
得注意的是佛教醫學中數字「七」的運用：「七七遍咒於晨朝時」、
「搗取七遍」、「日咒七遍，乃至七日」[54]。同樣，中國傳統的咒

---

53 馬繼興主編，《敦煌古醫籍考釋‧不知名方第十種》，江西科學技術出版
　社，1988年，第288頁。

禁療法中亦能看到「七」的廣泛應用，如「七日之中閉口不共人語」、「七日勿洗手」、「七日齋戒」、「每七遍，一遍鹽水漱口，三七遍成一禁」[55]等等，不勝枚舉。比較中、印醫學體系中數字「七」的運用有兩點不同：其一，印度醫學運用數字「七」的範圍比中國醫學廣，例如服藥劑量：「服七丸……漸加至二七丸……可至三七丸。原出《僧深方》」[56]，眼疾之時「洗目至七日」[57]等等。而在中國醫學裡，唯有咒禁療法才見強調「七」。其二，中國的咒禁之術（包括醫療及其他各種目的）雖然廣泛應用與強調數字「七」，但沒有自身的文化背景。不僅在天文、數學中見不到「七」有什麼特殊意義，而且可以說在中國的神秘數字信仰（或稱之為數術）體系中，一、二、三、四、五、六、八、九，皆有其特定意義，唯獨「七」是例外[58]。因而很難設想咒禁療法能夠脫離開中國固有的傳統文化，無本無源、無根無據地頻繁使用

54　馬繼興主編，《敦煌古醫籍考釋‧佛家方第一種》，江西科學技術出版社，1988 年，第 491 頁。

55　均見孫思邈，《千金翼方‧禁經上》。

56　馬繼興主編，《敦煌古醫籍考釋‧唐人選方第一種》，江西科學技術出版社，1988 年，第 152 頁。

57　馬繼興主編，《敦煌古醫籍考釋‧佛家方第一種》，第 491 頁。

58　馮承鈞在其所著《摩尼教流行中國考‧譯序》中說：「又考吾國之數字，以三五之用為多，如三綱五常，三光五行之類是也。七數為用較少，惟西域之人常用之，如七死、七生、七難、七寶、七音是也。」（商務印書館，1937 年，第 1 頁）。

「七」。但在印度、波斯、巴比倫、亞述、埃及等地則不同,「七」
確實是極為神秘的數字,被用作象徵上帝的數字[59]。研究世界醫
學的學者已然注意到神秘數字「七」可以作為考察各種古代醫學
理論體系間相互影響的一條線索,例如:「古代東方文化對希波克
拉底醫學的巨大影響可以從《論數字「七」之書》(*The Book on
the Number Seven*) 中看到」[60];「東方美索不達米亞的影響再次被
『人才成熟經過兩個七年期』的理論所證明(按:指亞里士多德
的《生理學》)」[61]。信奉「七」這個數字的魔力,確實可以追溯
到幾千年以前的美索不達米亞文明,而且與醫學和巫術均有極為
密切的關係。他們將一位神聖的疾病魔術師——水神「亞」(Ea)
稱之為「七」,被醫生們當作祖先來供奉[62]。如果考慮到中國咒禁
之術中神秘數字「七」與外來文化的影響有些聯繫的話,則必須
注意到這種影響並不是在東漢以後伴隨佛教一同傳入,因為在馬
王堆醫書的咒禁療法中已然能夠看到「七」的充分表現。巴比倫
對於中國文化的影響可能有兩條途徑,即通過波斯—印度入中國,
或從波斯直接進入中國。說到這裡,討論的內容已然超出了咒術
本身,涉及到巴比倫與中國古代文化交流的問題。正像其他許多
學科不可避免地要遇到這一問題,但又不宜輕下結論一樣,咒術

---

59 楊希枚,〈論神秘數字七十二〉,臺灣大學《考古人類學刊》,1974 年,
  第三十五~三十六期,第 12–45 頁。

60 文士麥,《世界醫學五千年》,人民衛生出版社,1985 年,中譯本,第 35 頁。

61 文士麥,《世界醫學五千年》,第 41 頁。

62 文士麥,《世界醫學五千年》,第 7 頁。

中的神秘數字「七」，也只能是作為一個問題被提出，以資專題研究者一併考慮。需要說明的是，即或咒禁之術中的神秘數字「七」被認定含有外來文化的影響，這也不帶有任何文化起源「一元論」的色彩。「交流」與「獨創」，誰也不能獨攬秋色。

循環與對立——陰陽家的「意」

　　陰陽學說是中國古代先哲思維活動中最富哲學味道的理論構想，著名的科學史家李約瑟稱此為「古代中國人能夠構想的最終原理」[1]。幾乎所有研究古代文化思想、哲學、科學史的學者都承認，陰陽學說對於中國傳統醫學的發展具有極為重要的促進作用，並在古代醫學領域中獲得了充分的運用與一定的發展。然而先秦以「陰陽」之名立身的「陰陽家學」與醫學理論中之「陰陽學說」是否一致呢？以下所述，可謂對此的略說。其要在於，陰陽家學滲入醫學後，使得醫學理論出現了一個由秉承陰陽家學之主旨——以陰陽消息、循環言說順逆常變，到強調陰陽對立、平衡的轉變。所謂陰陽學說自身的發展與進步，也恰是在這個過程中逐步實現的。

---

1 李約瑟，《中國科學技術史》第二卷，科學出版社・上海古籍出版社，1990 年，中譯本，第 254 頁。

一、陰陽家及其學説旨要

　　陰陽與五行、氣等學說相互結合，構成了中國古代的哲學思想體系，這些觀念也是中國傳統科學思想的基本要素。有關這些觀念的起源、發展及具體運用，歷來就是研究中國古代哲學史、思想史、科學史者所關注的焦點。陰陽與五行，在早期各自為說，因而在研究早期文化思想時必須分而論之。就對醫學發展的影響而言，陰陽學說要早於五行說。在先秦遺存的醫學史料中，幾乎看不到五行學說的深刻影響，而陰陽之說在解釋疾病生成、人體生理等方面則已得到某種程度的運用。

　　以「陰陽」為說，起源甚早[2]。漢人總結先秦學術之源流，稱其為「陰陽家」：

> 陰陽家者流，蓋出於羲和之官，敬順昊天，曆象日月星辰，敬授民時，此其所長也。及拘者為之，則牽於禁忌，泥於小數，舍人事而任鬼神。[3]

其中談到「陰陽家」之學的兩種表現形式，似乎等同於天文曆法，

2　如《後漢書·方術傳》云：「若夫陰陽推步之學，往往見於墳記矣。」
3　《漢書·藝文志》。

沒有任何哲學色彩。這是由於陰陽學說的哲學涵義並非形成於一日；而且當其具有了一定的哲學涵義時，也往往是隱含在天人關係的論說之中。然而陰陽學說中雖然包含有天文星曆等內容，但這只是表面現象，其目的並不在觀象、授時、制曆，而是要通過這些現象來說明陰陽變化的規律，以及順乎陰陽的重要：「四時、八位、十二度、二十四節各有教令，順之者昌，逆之者不死則亡。」由於陰陽觀念最初即建立在陽光之有無、向日或背日這些直接作用於人類感官之上的自然變化，因此「四時」的變化受到了格外的強調：「序四時之大順，不可失也。」所謂四時之序，即春生、夏榮、秋收、冬藏，陰陽家強調這是「天道之大經也，弗順則無以為天下綱紀」[4]。這一原則不僅適用於天地間有生之物「生、長、化、收、藏」的自然變化和人為的農牧生產活動，而且被模擬於政治、人事。這就是陰陽家學的基本內容。需要注意的是，力倡順應「四時」、「陰陽」變化之序的陰陽家之學，其思維模式的要點在於陰陽交替、輪轉的循環，而不在對立。其陰陽消長的實質，不是此消彼長，而是陰、陽各自在一定時限內的自身消長。即春夏為「陽生至盛極」的階段；秋冬為「陰生至盛極」的階段。在這兩個階段中，陰或陽分別經歷了由初生到盛極而衰的過程：「陽至而陰，陰至而陽」；「因陰陽之恒，順天地之常」[5]。《呂氏春秋》中以「圜道」為題，列舉了日夜一周；月躔

4　以上均見《史記・太史公自序》。

5　《國語・越語下》。

二十八宿；精行四時；物動則萌－生－長－大－成－衰－殺－藏；雲氣西行，水泉東流，日夜不休，上不竭，下不滿等等現象來說明「天地車輪，終而復始，極則復反」的循環規律。與陰陽家順應四時陰陽的思維方式乃屬一脈。因此，在「氣」分陰陽，陰陽又復分太、少（太陰、太陽、少陰、少陽），分屬四時的理論體系中，所要強調的並不是一分為二、陰陽對立。

如果捨棄四時、晝夜循環輪轉的時間因素，那麼陰陽相互對立的屬性就自然而然地顯露出來了。例如山南、水北為陽，山北、水南為陰；日為陽，月為陰；晝為陽、夜為陰；天為陽、地為陰，乃至男女、水火、風雨、雌雄等等，無不視為對立之兩面。具有哲學內涵的陰陽學說正是沿著這種思維方式逐漸發展起來。這種觀念對於醫學理論發展的影響，在早期遠不如講究順應「四時之序」的陰陽家學大，但逐漸成為主流——在醫學理論中的作用，遠大於「四時之序」的陰陽循環觀念。如此，大致可以看清陰陽、五行兩種學說在先秦與兩漢時期出現過一個有趣的變化：陰陽家學原本以循環觀念為主，而當陰陽對立的屬性逐漸受到重視與闡發後，其循環的思想反不太受重視，往往被研究者忽略；而五行學說因相生、相剋之說的盛行，反而被看成是循環觀念的典型表現，忽略了五行原本才是分「類」、定「性」的最初表現形式。

關於陰陽觀念的發展，還有一點需加注意：即早期的陰陽概念並不是萬物屬性的抽象，而是專指陰陽二氣。在周宣王即位時（約西元前 827 年），已有了「陽氣」的提法；到西周末年，伯陽父以陽氣與陰氣的運動解釋地震的成因，為眾所周知（見《國語·

周語上》)。《呂氏春秋・古樂》云:「昔古朱襄氏之治天下也,多風而陽氣畜積,萬物散解,果實不成,故士達作為五弦琴,以來陰氣,以定群生。」視「樂」可通天地間的陰陽之氣,這是古今對音樂理解不同的重要區別。《國語・周語》論樂甚詳,與此相似:「如是而鑄之金,磨之石,繫之絲木,越之匏竹,節之鼓而行之,以遂八風。於是乎氣無滯陰,亦無散陽,陰陽序次,風雨時至,嘉生繁祉,人民和利,物備而樂成,上下不罷,故曰樂正。」聲音的傳導,被認為是與天地間的陰陽之氣直接相通,並能產生影響。有形的陰陽之氣發生偏盛,也是疾病發生的原因之一。《左傳》昭公元年載醫和云:「天有六氣,降生五味,發為五色,徵為五聲,淫生六疾。六氣曰陰、陽、風、雨、晦、明也。分為四時,序為五節,過則為災。陰淫寒疾,陽淫熱疾」云云。即是說陰、陽之氣的過盛(淫)則致病。但是在以後的思維發展中,陰、陽幾乎成為一對抽象的概念,不一定要尋其形質了。

二、醫學中陰陽循環、對立的不同表現

「四時之序」模擬於政事,形成了《禮記・月令》中所規定的種種相關制度,這是陰陽家學的典型表現。四時之序紊亂,則必發疾疫,「月令」類著作中多有記述,如:孟春之月「行秋令,則其民大疫」;季夏之月「行春令,國多風咳」;仲冬之月「行春

令，民多疥瘯」等等。看起來很像是有關自然界氣候異常與發病規律的描述與認識，但實際上所云「行某令」皆是指王政人事而言。因此不論是陰陽家學，還是先秦道家思想，雖然其中蘊含有許多哲學性的思想要素，但其本質皆是政治論的社會哲學。大約在秦漢時期，這些思想要素才逐漸發展成為宇宙論哲學[6]。而在這個過程中，一些被現代人稱之為自然科學的知識體系，顯然不是完全被動地接受當時社會中普遍知曉的思想觀念、理論學說，而是積極地創造、發展宇宙論式的哲學。從而推動了整個社會文化思想的進步。就醫學領域而言，可以清楚地看到從秉承陰陽家「四時之序」旨意到注重陰陽對立、平衡觀念的演進。

　　在今本《黃帝內經》中，對於順應「四時之序」的重要性，有許多詳細的說明：

> 夫四時陰陽者，萬物之根本也。所以聖人春夏養陽、秋冬養陰，以從其根，故與萬物沈浮於生長之門。逆其根，則伐其本，壞其真矣。故陰陽四時者，萬物之終始也，死生之本也。逆之則災害生，從之則苛疾不起，是謂得道。(《素問·四氣調神大論》)
>
> 春者，天氣始開，地氣始泄，凍解冰釋，水行經通，故人氣在脈。夏者，經滿氣溢，入孫絡受血，皮膚充實。長夏者，經絡皆盛，內溢肌中。秋者，天氣始收，腠理閉塞，

6　李澤厚，《中國古代思想史論》，人民出版社，1985 年，第 314 頁。

皮膚引急。冬者蓋藏，血氣在中，內著骨髓，通於五臟。
是故邪氣者，常隨四時之氣血而入客也，至其變化，不可
為度。(《素問・四時刺逆從論》)

受四時之序、陰陽輪轉觀念的影響，在針刺療法、診脈之法中形
成了「四時脈法」和以「四時」為理論依據的針刺方法。如果對
於早期的陰陽家學沒有一定的瞭解，則頗難理解這些診斷、治療
方法的立意。例如後世的脈學理論將「浮脈」(取之有餘，按之不
足)作為病在「表」的徵象，而在今本《黃帝內經》中卻是作為春
季的正常脈象；後世的針灸學根據疾病的症狀決定深刺或淺刺，而
在當時卻主張依季節而定等等[7]。後世的中醫學基本揚棄了這類
內容，僅僅在養生學方面繼承了春生、夏長、秋收、冬藏的思想。

　　至於陰陽家學「使人拘而多所畏」、「牽於禁忌，泥於小數」
之弊，當然在醫學領域中也有所體現，例如：

正月、二月，天氣始方，地氣始發，人氣在肝；三月、四
月，天氣正方，地氣定發，人氣在脾；五月、六月，天氣
盛，地氣高，人氣在頭；七月、八月，陰氣始殺，人氣在
肺；九月、十月，陰氣始冰，地氣始閉，人氣在心；十一
月、十二月，冰復，地氣合，人氣在腎。

7　廖育群，〈漢以前脈法發展演變之源流〉，《中華醫史雜誌》，1990 年第四期；
　〈秦漢之際針灸療法理論的建立〉，《自然科學史研究》，1991 年第三期。

相應地，在針刺方法上自然就會有所規定：

> 春夏秋冬，各有所刺，法其所在。春刺夏分，脈亂氣微，
> 入淫骨髓，病不能愈，令人不嗜食，又且少氣；春刺秋分，
> 筋攣逆氣，環為咳嗽，病不愈，令人時驚，又且哭；春刺
> 冬分，邪氣著藏，令人脹，病不愈，又且欲言語。(《素問‧
> 診要經終論》)

以下還有夏、秋、冬三季的詳述，略而不贅。這些規律在針灸治
療學中並無實際意義，因其本質乃屬虛構的規律。注家不識陰陽
家學，強釋之曰：「這一節申述了違反治療法度，如春刺夏分、夏
刺秋分等，不應刺而刺之，非但原來的病沒有治癒，反使病勢更
加深入或惡化了。所以治病必須及於病所，不可太過或不及，恰
如分際，是臨床上最宜注意的事。」[8] 實際上只要結合上一段不
同月份「人氣所在」的論述，即不難看出「牽於禁忌」的本質。

　　在今本《黃帝內經》中，陰陽學說的運用逐漸發展成為一種
強調對立、平衡的抽象概念。這種陰陽學說實質上已大不同於上
述的陰陽家學。在陰陽的概念中既包含有以陰陽二氣的融合構成
宇宙萬物之本體的一面，亦有注重陰陽不同屬性特徵之「象」學
的一面。前者在醫學理論中表現為對於生命形成、稟賦厚薄、情
志形體特徵等的解說；後者則可具體地指導診斷與治療——陰陽

---

8 南京中醫學院醫經教研組編著，《黃帝內經素問譯釋》，上海科學技術出
　版社，1959 年，第 113 頁。

的辨識是「辨證施治」的核心。這類論述在今本《黃帝內經》表
現得相當充分,其最高度的概括是:

> 陰陽者,天地之道也,萬物之綱紀,變化之父母,生殺之
> 本始,神明之府也。……陰靜陽躁,陽生陰長,陽殺陰藏。
> 陽化氣,陰成形。寒極生熱,熱極生寒。寒氣生濁,熱氣
> 生清。
> 水為陰,火為陽。陽為氣,陰為味。……味厚者為陰,薄
> 為陰之陽;氣厚者為陽,薄為陽之陰。……氣味辛甘發散
> 為陽,酸苦湧泄為陰。(《素問‧陰陽應象大論》)

這樣的陰陽學說,其重點已然不再是循環的觀念,而是二者的對
立屬性;其中的兩分之法亦不再是特指「四時之序」(時間概念),
而是將這種「以量定性」的方法移植到了與藥物理論有關的
「氣」、「味」學說中。總之,陰陽既是最高度的抽象與概括,又
以「數之可十,推之可百」以致用,因而成為醫學基礎理論中最
重要的組成部分。

三、醫學中的特例:三陰三陽

　　陰陽之說在古代醫學領域中有一種特殊的表現形式,即三分

陰陽而成太陰、少陰、厥陰和太陽、少陽、陽明。這六個名詞在醫學中是極為重要的概念術語：經脈學說的主體即是以此為名——手、足各有三陰、三陽之脈，合為「十二正經」；《素問‧熱論》在論述外感熱病時，亦是以此為名——外感病的進程被劃分為太陽、少陽、陽明（在表），太陰、少陰、厥陰（在裡）六個階段。東漢的重要醫學著作《傷寒雜病論》即以此為綱，發揮而成，故後人稱此為「六經辨證」體系。

　　三分陰陽，較二分陰陽而成太、少，多出「陽明」與「厥陰」兩個名稱。而這種分法在中國傳統文化的其他領域中基本上是看不到的。所以大約早在漢代就已經有人開始對這一問題予以探討，《素問‧陰陽離合論》開篇的設問即是：「今三陰三陽，不應陰陽，其故何也？」回答則是：「陰陽者，數之可十，推之可百；數之可千，推之可萬；萬之大，不可勝數，然其要一也。」似乎不屬明確的對答，其後則是有關十二經脈的解說。趙洪鈞在其自刊本《內經時代》[9]中對以上問題的回答是：「岐伯的答話不講經脈分布處皆是搪塞，直講經脈則答非所問。張景岳之醫理可謂精深，豈知他也不能正面回答這一問題。《類經‧會通類》『陰陽五行』中抄下這段話，沒作任何說明。接著照抄大量經文，毫無心得。《類經附翼‧醫易義》大講《易》理，仍說不清三陰三陽。看來回答這個問題實在不容易。」而趙氏認為：「比較可靠的原始三陰三陽說，就是三男三女說。」即《易》傳〈說卦〉中所言：

---

9 趙洪鈞，《內經時代》，石家莊紅旗印刷廠，1985 年。

> 乾，天也，故稱呼父。坤，地也，故稱呼母。震一索而得
> 男，故謂之長男。巽一索而得女，故謂之長女。坎再索而
> 得男，故謂之中男。離再索而得女，故謂之中女。艮三索
> 而得男，故謂之少男。兌三索而得女，故謂之少女。

按照趙氏的解釋，是在《易》學中先產生了三陰三陽的概念，再被
醫學理論所吸收。但在《易》學發展的漫長歷史中，除了要解說
八卦的形成是由「乾坤生六子」外，基本上沒有三陰三陽的內容。
對中國傳統醫學頗有研究的日人丹波元簡論「三陰三陽」時說：

> 太少陰陽，原是四時之稱。……而後世說《易》者，專用
> 此論著策之數矣。以陽明、厥陰，合稱三陰三陽者，醫家
> 之言也。（《醫賸》卷上）

正因「三陰三陽」為醫家之言，故歷來研究陰陽學說的哲學家、
史學家極少談到這一問題。即或是在傳統醫學領域內部，亦大多
是只能言「三陰三陽」之用，卻避而不談其緣由。

在西晉王叔和所著《脈經》中，保存有若干先秦醫家論脈的
內容，其中有兩處涉及到三陰三陽，是現今所知最早的史料。

> 扁鵲曰：脈一出一入曰平，再出一入少陰，三出一入太陰，
> 四出一入厥陰；再入一出少陽，三入一出陽明，四入一出
> 太陽。脈出者為陽，入者為陰。
> 脈平旦曰太陽，日中曰陽明，晡時曰少陽；黃昏曰少陰，

夜半曰太陰，雞鳴曰厥陰，是三陰三陽時也。少陽之脈，乍小乍大，乍長乍短，動搖六分，王十一月甲子夜半，正月二月甲子王……動搖至六分以上，病頭痛、脅下滿，嘔可治，擾即死。刺兩季脅端，足少陽也，入七分。

其他五脈亦有如上引少陽之脈的敘述，從略。《脈經》中保存的扁鵲脈法，亦見於《素問》、《靈樞》、《難經》這三部漢代醫學著作中，但無扁鵲之名。對這一現象只能認為是王叔和編撰《脈經》時仍能見到扁鵲著作之遺存（《漢書‧藝文志》著錄有《扁鵲內經》、《扁鵲外經》等），而這些著作的內容亦被收入今本《黃帝內經》。因為王叔和是不可能倒行逆施節錄今本《黃帝內經》的內容，而冠以扁鵲之名的。從這些內容中不難看出，在先秦時期診脈與經脈緊密相關，是一同發展起來的。而三陰三陽的概念既用於診脈法中陰陽盛衰的定量表示，又是經脈的名稱，而且有將一晝夜劃分為六段的時間表示法等等。

《靈樞‧陰陽繫日月》講述經脈，足部為三陰、三陽，雙側合十二條經脈；手部則只有二陰、三陽，雙側合十條經脈，沒有手厥陰之脈。而這與馬王堆漢墓出土醫書中的經脈記載相合，說明是早期經脈學說的延續。其解釋為：「腰以上為天，腰以下為地，故天為陽，地為陰。故足之十二經脈，以應十二月；手之十指，以應十日，日主火，故在上者為陽。」對手足經脈的定名，及厥陰、陽明的涵義均有解釋：

寅者，正月之生陽也，主左足之少陽；未者，六月，主右
足之少陽。卯者，二月，主左足之太陽；午者，五月，主
右足之太陽。辰者，三月，主左足之陽明；巳者，四月，
主右足之陽明。此兩陽合於前，故曰陽明。申者，七月之
生陰也，主右足之少陰；丑者，十二月，主左足之少陰。
酉者，八月，主右足之太陰；子者，十一月，主左足之太
陰。戌者，九月，主右足之厥陰；亥者，十月，主左足之
厥陰，此兩陰交盡，故曰厥陰。

　　將其中月分與三陰三陽之配合的內容摘出，即成下圖，陰陽
循環，由弱到強、再到弱的變化規律即可一目瞭然。

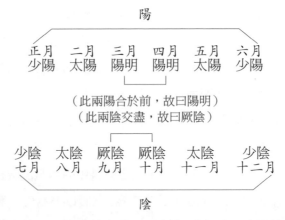

陽

| 正月 | 二月 | 三月 | 四月 | 五月 | 六月 |
| 少陽 | 太陽 | 陽明 | 陽明 | 太陽 | 少陽 |

（此兩陽合於前，故曰陽明）
（此兩陰交盡，故曰厥陰）

| 少陰 | 太陰 | 厥陰 | 厥陰 | 太陰 | 少陰 |
| 七月 | 八月 | 九月 | 十月 | 十一月 | 十二月 |

陰

　　有意思的是，緊接其下的又是類似《素問・陰陽離合論》的
問題：「今乃以甲為左手之少陽，不合於數，何也？」「此天地之
陰陽也，非四時五行之以次行也。且夫陰陽者，有名而無形，故
數之可十，離之可百；數之可千，推之可萬，此之謂也。」說明

了三陰三陽配經脈的獨特用法,與四時陰陽、《易》學體系等不可強合。由於今本《黃帝內經》屬醫學論著之彙編,對一些理論性問題的看法與解釋不可能一致,因而對於三陰三陽的理解亦有仁智所見之不同。例如《素問‧脈解》中三陰三陽與十二月的配合就是另一種方式,屬陰陽相間,沒有陰陽各司半載的意思。這或許亦可說是陰陽學說從陰陽家學式的循環模式逐漸向陰陽平衡觀轉移的一種表現形式。當然,在後一種配合方式中,亦未脫循環的觀念。

許多研究者看到中國古代醫籍中有氣血運行、如環無端、周流全身等語,就誤以為這是幾千年前有關血液循環的發現,其實不然。事實上,中國古代從未想到過「君主之官」——心,會晝夜不停地跳動;而且將伸手可觸的心前區搏動解釋為「胃之大絡」的跳動。所以有關氣血運行、環流全身的構想,乃是以肺為源頭:十二經脈起始於肺;人一呼脈行三寸、一吸脈行三寸。氣血的運行,乃是沿著十二經脈的次序,按每次呼吸行進六寸的速度前進,全長為十六‧二丈。在這樣的思想指導下,自然會有某一時間「脈氣」居於某經或某處、當刺或不可刺之說。無論是將一晝夜劃分為三陰三陽「六時」,還是配合十二月,均與經脈學說、脈氣循行有著一定聯繫。因此,前引《素問》的問答對話中,以經脈分布回答三陰三陽的問題,不應視為「答非所問」,而是正解。也就是說,三陰三陽之說,確屬醫學領域中運用陰陽理論的一種特殊表現形式;在漢人學術中,三陰三陽的概念只能追溯到經脈學說體系。

另外,在前面提到的熱病「六經辨證」體系中,《素問‧熱

論》尚不具備以陰陽觀念來區別病症的思想。其中，各個階段的病症都是陽性體徵，都是熱病。三陰三陽只是指「表裡」而言，依「一日太陽、二日陽明、三日少陽、四日太陰、五日少陰、六日厥陰」之序由表向裡（從陽到陰）逐漸發展；從七日至十二日，經過再一次的循環，各經病症逐漸消除。而到了《傷寒雜病論》中，雖然承襲了所謂「六經」的體系，但三陰病症全部轉為虛寒的陰性體徵，由此構成了陰陽辨證的思想體系，所謂「實則太陽、虛則少陰」、「實則陽明，虛則太陰」等等。這是陰陽循環向陰陽對立轉變的又一典型表現。足見中國傳統醫學基礎理論體系中最為重要的陰陽觀，並不是在早期經典中就已經完成了。三陰三陽說，似乎也具有從循環發足，最終轉到以對立、平衡為重的特點。

四、醫學與易學

「不知《易》，不足以言大醫。」語出明代醫學大家張景岳，並說這是唐代名醫孫思邈之垂訓。然檢之孫氏原作，其中有關醫者當知《易》的原話卻是這樣的：

> 凡欲為大醫，必須諳《素問》、《甲乙》、《黃帝針經》、《明堂流注》、十二經脈、三部九候、五臟六腑、表裡孔穴、本草藥對，張仲景、王叔和、阮河南、范東陽、張苗、靳邵

等諸部經方；又須妙解陰陽祿命、諸家相法；及灼龜五兆、周易六壬，並須精熟，如此乃得為大醫。（《千金要方·大醫習業》）

在孫氏原話中，《易》不過是作為醫家博學多識的一個側面，並未與醫家著作、醫學理論相提並論。而且在孫氏的著作中亦實看不到醫學與《易》有何聯繫。大體說來，在宋代以前的醫學著作中，均很少提到《易》。特別是在《素問》、《靈樞》、《傷寒雜病論》等劃時代的醫學代表作中，根本看不到《易》的影響，更找不出基礎理論中有什麼內容是直接來源於《易》。

如果翻看一下古代的醫學著作，其中涉及《易》的內容基本都屬借卦象為喻。如《左傳》昭公元年載晉平公請醫和診疾，謂其病為「蠱」。有人問：「何謂蠱？」醫和對曰：「淫溺惑亂之所生也。於文，皿蟲為蠱；穀之飛亦為蠱；在《周易》，女惑男、風落山謂之蠱。」但即便是這樣的比喻，在宋代以前的醫學文獻中也極為鮮見，自宋代開始才略見增多。例如以卦象比喻人之器官：

觀卦者 (☴)，視之理也。視者目之用也。目之上綱則眨，下綱則不眨，故觀卦上巽而下坤。頤卦者 (☶)，養之理也。養者口之用也，口之下頜則嚼，上頜則不嚼，故頤卦上艮而下震。[10]

---

10 張從正，《儒門事親》卷二，上海科學技術出版社，1959 年，第 63 頁。

又如喻藥理者：

> 荷葉之物中央空，象震卦 (☳) 之體。震者，動也，人感之
> 生足少陽。[11]

　　但也有非借卦象，不足以意會其理的妙用。例如由黃連與肉桂組成的著名方劑「交泰丸」最初並無方名，只是作為黃連這味苦寒藥的配伍使用而出現，但這一寒一熱兩種藥物的配合，卻使人們想到了黃連所「清」是在上之「心火」，肉桂所「溫」是在下之「元陽」，如此逆轉上陽下陰、上火下水的「否塞」之象，猶如「否」(☯，上天下地，即上陽下陰之象) 至「泰」(☷) 的轉變，故被名之曰「交泰丸」。[12]

　　後人之所以會認為原本為卜筮之書的《易》與醫學理論具有密不可分的淵源關係，這主要是因為《易》被視為陰陽學說的源頭。其中最早的、且廣為人知的，大概要數《莊子‧天下》所說「《易》以道陰陽」其後，人們大多是在將爻的畫法「—」、「--」解釋成陰陽之代表的基礎上，不斷地闡發從陰陽兩爻到八卦圖形，以至六十四卦圖形中所「隱含」的陰陽變化。然而注重文化發展演變過程的研究者早已指出：《易》本無陰陽觀念，「《易》以道陰

11　李杲，《蘭室秘藏》卷上，人民衛生出版社，1957 年，第 12 頁。

12　韓懋《韓氏醫通》云：「火分之病，黃連為主……生用為君，佐官桂少許，煎百沸，入蜜，空心服，能使心腎交於頃刻。」(江蘇科學技術出版社，1985 年，第 22 頁)

陽」是戰國時思想[13]。那麼《易》又何以會有如此變化呢？這是
因為在《易》學的發展過程中，《易經》的本來面目變得越來越模
糊，越來越成為一種供思想家發揮個人學說的工具。《易經》與那
些同屬儒家經典的著作相比，後者內容與形式的統一規定了解說
的發展不可能隨意發揮；而前者卻有內容與形式可以相互分離，
多途發展的特點。義理，是《易》的內容；象數，是《易》的形
式，故說《易》者盡可各執一端。正如《漢書・方術傳》所說「仲
尼稱《易》有君子之道四焉」，即《易・繫辭》所言：「以言者尚
其辭，以動者尚其變，以制器者尚其象，以卜筮者尚其占。」

　　因此可以說：「易學的發展史，是《易經》的形式與內容割裂
分離的歷史，也是它不斷走向形式化和抽象化的歷史」；「而取向
於事物矛盾關係的卦象說，則開闢了我國古代辯證法思想發展的
一條重要途徑」[14]。一般認為，大講陰陽的《易傳》形成於戰國
中晚期之間，至遲也在戰國末期。醫學與《易》學，大致均是在
這一歷史時期接受了陰陽學說，但兩者間卻無直接的啟承關係。
最能說明這一點的，是《易》學體系採用的數字奇偶是「陽奇陰
偶」，即：「天一地二、天三地四、天五地六、天七地八、天九地
十」[15]，尤特以九、六為陰陽的代表，凡陽爻皆稱為九，陰爻皆

13 謝松齡，《天人象：陰陽五行學說史導論》，山東文藝出版社，1989 年，
　　第 26–27 頁。又胡維佳，〈陰陽、五行、氣觀念的形成及其意義——先秦
　　科學思想體系試探〉一文在討論「陰陽觀念起源」時亦列舉了大量論據
　　及前人的相同看法。文載《自然科學史研究》，1993 年第 1 期。
14 徐子宏譯注，《周易全譯・前言》，貴州人民出版社，1991 年，第 2、6 頁。

稱為六。而醫學中卻是沿著天有六氣、地有五行,即「天六地五,數之常也」[16]的陰陽奇偶關係發展,故有五臟(陰)、六腑(陽),男八、女七,陽脈六、陰脈五等具體表現。古代中醫接受《易》學陽奇陰偶之說者,唯有一例,即認為婦女月經盡後六日內可以受孕成胎,一、三、五日為男,二、四、六日為女。有關此說的較早記載是《醫心方》中所引用的《洞玄子》,後世引此說時,多稱「道藏經云」,並稱道家「戒六日之淫,為此也。過此皆不能成孕」[17]。此說雖屬荒謬,卻一直占有統治地位,唐、宋、元、明、清歷代醫家大多宗此說。張介賓雖然相信「《易》之為書,一言一字,皆藏醫學之指南」[18],但於此處卻有不同見解:「道藏經以一日、三日、五日得者為男等說,總屬臆度,渺茫非有確見也,余不敢遵信。」這是因為他知道「有十日半月及二十日之後受胎者」[19]。總之,歷史上研究醫、《易》關係最著、力倡醫源於《易》之說者雖屬張介賓,但歸根結底,他所得到的實質性結論亦不過是「欲該醫、《易》,理只陰陽」[20]。《易》只不過是陰陽學說的一個載體而已。

　　縱觀陰陽家、陰陽學說的發展歷史及其與醫學的關係,大致

15 《易·繫辭上》。

16 《國語·周語下》。

17 《墨娥小錄·房中秘要·求嗣法》。

18 張介賓,《類經附翼·醫易》。

19 張介賓,《景岳全書》卷三十八、三十九。

20 張介賓,《類經附翼·醫易》。

可以得到這樣一種印象：陰陽家學，本是一種以四時陰陽之序言說政事的社會哲學論；先秦時期的辯證思維未必盡寓其中，而是伴隨著人類思維的進步十分自然地產生並發展起來的，《易》學是承載這種理性思維的重要載體。西漢董仲舒融陰陽、五行之說的哲學思辯性於儒家「五常」之中，完成了儒學自身發展的第一步，故雖有罷黜百家之舉，但百家之說已入其中。自王莽好符命，光武以圖讖興，《河圖》、《洛書》、《七經緯》等書遂盛行於世。這些書籍雖受到孔安國、毛公、賈逵等人之斥責，但如鄭玄等經學大師亦為之作注。如果說經學內史研究者留意的是今古文經之爭、鄭學的兼容性，社會學家關注的是透過經學時看社會集團間的權益之爭、地位轉變，那麼思想史、科學史研究理應重在東漢時期出現的融《易》、太極、兩儀、四象、八卦與陰陽、五行之說為一體，輔以數位推演來解釋天地生成、政治人倫、萬物化生、物理之情的學術風氣與思維方法。儘管入學正宗以其為「妖妄，亂中庸之典」，隋煬帝「發使四出，搜天下書籍與讖緯相涉者，皆焚之，自是無復其學」[21]，但宋明理學之興，實可看作是這種變化的重演。東漢與宋代兩次「異端」之興，皆包含有探索終極真理、解釋萬物自然、構築宇宙發展模式的進步傾向。中國古代哲學的宇宙論、辯證思維即是在這個過程中逐漸發展起來的。然漢、宋相較，區別在於：兩漢之學頗重五行，陰陽學說仍帶有極強的循環色彩；宋代以後則是以陰陽為綱，緯以五行。周敦頤的太極圖

---

21 《隋書·經籍志一》。

將陰陽二氣置於五行、萬物之上是很典型的例子。就醫學而言，漢代大講陰陽、五行之說，既有承襲陰陽循環觀念的一面，亦有注重陰陽對立、平衡的充分表現，是其長處所在。晉唐時期卻風尚大變，獨重實用。到了宋代，學術風尚又有所變化，醫家對於理論的興趣也隨之轉濃，漢代醫學經典中的陰陽之說才倍受青睞，闡發注釋越來越多。在這樣的環境下，陰陽學說越來越成為理論醫學基礎的基礎，也才出現了談論醫、《易》關係者。然而真正鼓吹「醫《易》同源」的，乃是當代之人，隨便檢閱一下架上之書，即見有：

> 鄒學熹、鄒成永，《中國醫易學》，四川科學技術出版社，1988 年。
>
> 李浚川、蕭漢明，《醫易會通》，人民衛生出版社，1991 年。
>
> 《周易‧傳統醫學與百病預測》，中國醫藥科技出版社，1991 年。
>
> 田合祿、田蔚，《生命與八卦──醫易啟悟》，山西科學技術出版社，1991 年。
>
> 鄒學熹，《醫易彙通》，四川科學技術出版社，1992 年。
>
> 劉傑、袁峻，《中國八卦醫學》，青島出版社，1995 年。
>
> 孟慶雲，《周易文化與中醫學》，福建科學技術出版社，1995 年。
>
> 張其成，《易學與中醫》，中國書店，1999 年。

至於說當代何以會有如此之多的「醫易」著作問世，張其成先生
在一套易學研究叢書的總序中給出了如下解釋：中國古代「只有
一本書是由符號系統與文字系統共同構成，只有一本書是為儒家
與道家共同尊奉的，只有一本書對人文和科學都產生過重大影響，
那就是《周易》。」因此：「《周易》是華夏文明的總源頭，是中華
文化的聚集點。」[22]

　　你，以為如何？

---

22 張其成，《易學與中醫‧總序》，中國書店，1999 年。

氣血運行——意構的生命理論框架

　　「氣」、「血」是中國傳統醫學理論體系中的重要概念。不管「氣」、「血」具有何等抽象的、哲學性的涵義，從大自然呼吸到的「氣體」與存在於脈管中的「血液」畢竟是其本體，是其最基本的所指。

　　「氣」、「血」的運行，始終伴隨著生命現象，是生命賴以維繫的基礎。然而這種與生命現象共存的氣血運行究竟是怎樣實現的，在基於不同認識途徑的傳統醫學與近代醫學中是否有可能存在著相同的認識呢？

一、問題的提出

　　科學史研究者在中國古典醫籍中，似乎找到了許多足以說明古人對呼吸及血液循環機理早已有所認識的證據，因而對此大加褒譽。例如醫學史家在評價《黃帝內經》一書的價值時，賈得道

氏稱：「《內經》對血液循環已有明確肯定的認識」、「對肺的呼吸作用及其與血液循環的關係，似乎已有模糊的認識」[1]。范行准氏認為其「血液循環理論也和近代生理相近」[2]；而俞慎初氏則更加肯定地說：「和現代生理學說無異」[3]。又如余瀛鰲氏亦認為其中有「體循環和肺循環概況的大致正確的論述」[4]等等。國外學者稱其為「血液循環系統的第一次提示」、「是頗為驚人的預言」[5]。當然也有持「皮裡春秋」之態度，對此不予評述者[6]，但在總體上基本看不到明確的否定性評價或深入的分析性論述。

　　這或許是由於呼吸與循環對於當代人來說，實在是最基本的生理常識，因而臆度古人焉能對此無所認知？但在一切詳細討論之前先請注意：在《黃帝內經》乃至其他醫學經典中，從未言及過「心跳」這一最基本的生理現象與生命指徵！注意到這一點，對客觀把握古人有關呼吸、循環生理機制的認識無疑是十分重要的。為要看清中國古代醫學的氣血循環理論何以是「意構的理論架構」，並不具有與近代西方醫學哪怕只是近似的認識，需要先複

1 賈得道，《中國醫學史略》，山西人民出版社，1979 年，第 53 頁。

2 范行准，《中國醫學史略》，中醫古籍出版社，1986 年，第 28 頁。

3 俞慎初，《中國醫學簡史》，福建科學技術出版社，1983 年，第 35 頁。

4 余瀛鰲，〈從兩部古典的中醫名著看中國醫學的早期成就〉，載於《中國古代科技成就》，中國青年出版社，1978 年，第 428 頁。

5 文士麥，《世界醫學五千年》，中譯本，人民衛生出版社，1985 年，第 16–17 頁。

6 例如趙璞珊所著，《中國古代醫學》，中華書局，1983 年。

習一下西方醫學以實證科學為基礎，逐步完成認識呼吸、循環生
理機制的過程，以便與中國傳統醫學進行比較。

㈠對於血液循環的認識

在血液循環發現之前，蓋倫 (Galen, 129–200) 提出潮汐說，
認為血液是經同一條道路返回心臟，像潮汐那樣漲落不已，這種
理論在很長一段時間內一直占主流地位。儘管蓋倫對於心血運動
的解釋並不正確，但「他在活的動物身上進行實驗，由此考察了
心臟的作用」，「是古代最值得注意的兩個實驗之一」[7]。其後，
達文西、維薩留斯通過屍體解剖，對心室中隔存在有小孔提出懷
疑與否定 ； 塞爾維特 (M. Servetus, 1509–1553) 與柯倫波 (M. R.
Colunbus, 1516–1559) 描述過肺循環 ； 切薩賓諾 (A. Cesalpino,
1519–1603) 對大循環作過推測 ； 1603 年法布里修 (Fabricius, ab
Aquapendente, 1537–1619) 又報導了靜脈瓣，這些科學成就為哈維
(W. Harvey, 1578–1657) 的發現奠定了基礎。1628 年，哈維的《心
血運動論》 *(Movement of the Heart and Blood)* 出版，對於血液的
循環過程作出了正確的描述[8]。哈維的正確認識不是靠思辨或先
驗的推理，據他自己說，是根據「反覆的活體解剖」[9]。

---

7 丹皮爾，《科學史》，中譯本，商務印書館，1979 年，第 103–104 頁。

8 參見《中國醫學百科全書‧醫學史‧心血運動論》，上海科學技術出版
　社，1987 年，第 252–253 頁。

9 丹皮爾，《科學史》，第 183 頁。

㈡對於呼吸的認識

在生理學中，呼吸與血液循環是密不可分的，只有弄清氣體交換的機制，才有可能揭示肺循環的生理意義。

1617 年，弗拉德 (Fludd) 把一個玻璃器皿倒立在水面上，在器皿裡燃燒一些物體，結果器皿內的空氣體積有了一定的縮小，接著火焰就熄滅了。胡克 (R. Hooke, 1635–1703) 等人的研究證明空氣中含有一種活躍的成分為燃燒與呼吸所必需，這顯然就是現代人所說的氧氣。胡克還證明，如果把一股氣流不斷地吹到肺上，胸壁的運動對於維持生命就不是必要的。 洛厄 (R. Lower, 1631–1691) 利用胡克的人工呼吸實驗， 弄清血液顏色的轉變完全是由於血液在肺中與空氣接觸 ， 吸收了一些空氣的緣故 ； 馬約 (J. Mayow) 在 1669 年闡明 ：「空氣中含有生命所絕對必需的某種成分，這種成分在呼吸時進入血液裏去。」然而「這一切健全的研究成果後來被人遺忘了 ， 直到一百年以後方由拉瓦錫重新發現」[10] 。

從上面的簡單追述中不難看出，闡明呼吸、循環的生理機制離不開實證的研究方法。而那些「中間環節」的作用尤不可忽視，它們不但是最終達成完整的正確認識的必要基礎，而且東西方醫學 （實質上是「傳統醫學」與「近代醫學」） 體系的差異，恰恰是

---

10 丹皮爾，《科學史》，第 185–186 頁。

伴隨著每一個「中間環節」的出現而逐漸加大的。

現在我們就來看一看沒有進行過這類實驗性研究的中國古代醫學，在呼吸與循環方面的認識究竟是怎樣的。

二、中國古代醫學不知「心臟跳動」

在中醫學的經典著作中涉及心臟功能及其病變的論述頗多，但卻沒有認識到「心臟跳動」這一生理現象！這或許會令人產生不可思議之感，然而如果我們能夠摘掉現代人所具基本生理學常識的「有色眼鏡」，忠實地考察古代文獻的內容，就會發現這才是歷史的本貌。

今本《黃帝內經》中關於心臟功能的典型論述是：「心者，君主之官也，神明出焉」；「心者，生之本，神之變也」。雖然一再提到「心主身之血脈」，但這僅僅是建立在五行學說基礎之上的一種劃分方法，如同「肺主身之皮毛、肝主身之筋膜、脾主身之肌肉、腎主身之骨髓」一樣，並不具有現代生理學的意義。

對於心臟及其他臟腑疾患的描述，亦同樣是根據五行配屬關係進行劃分的。作為一個實質性的器官，「心痛」是其主要病變之一。嚴重時可導致「旦發夕死，夕發旦死」[11]，與現代所說心肌

---

11 《靈樞·厥病》。

梗塞基本吻合。《靈樞‧本藏》對各臟腑的疾病有較詳細的描述，有關心臟的一節如下：

> 心小則安，邪弗能傷，易傷以憂；心大，則憂不能傷，易傷於邪。心高則滿於肺中，悗而善忘，難開以言；心下則藏外易傷于寒，易恐以言。心堅則藏安守固；心脆則善病消癉熱中。心端正則和利難傷；心偏傾則操持不一，無守司也。

總之，在所有關於心臟功能與疾患的描述中，未見言及「心臟跳動」，亦未涉及「脈律」與「脈率」的問題。

正是由於古人不知心臟跳動這一基本生理現象與生命指徵，因而在言及猝死急救時，只知觀察「呼吸」和體溫。例如著名的先秦醫家扁鵲診虢太子「屍厥」之例，論其病屬昏厥的根據是：「子以吾言為不誠，試入診太子，當聞其耳鳴而鼻張，循其兩股以至於陰，當尚溫也」[12]。成書於東漢末年的《傷寒雜病論》救治自縊者時，所注意的生命體徵之恢復亦是如此，「一人以手按揉胸上，數動之……如此一頃炊，氣從口出，呼吸，眼開」。最著名的檢驗專著——宋代《洗冤集錄》的〈救死方〉中所依據的生命指徵依舊不外呼吸與體溫：「若心下溫，一日以上猶可救」；「口噤，有微氣者」；「但須心頭溫暖，雖經日亦可救」；或曰「若肉未冷」等。

---

12 《史記‧扁鵲倉公列傳》，中華書局，1959 年，第 2788 頁。

　　推測古人未能認識「心臟跳動」的原因可能有二。一是中國古代雖然確有基於醫學研究目的而進行人體解剖活動的記載[13]，但這種屍體解剖是觀察不到心臟跳動的；其二則是由於「心之官則思」這種對於心臟「官能」的普遍認識，使人不可能想像這個「君主之官」會晝夜無休止地跳動。而只有當險危臨身時，才會出現徵兆性的「心動」。例如《戰國策·趙一》：「襄子如廁，心動，執問途者，則豫讓也」；《史記·高祖本紀》：「高祖之東垣，過柏人，趙相貫高等謀弒高祖，高祖心動，因不留」。其中所言「心動」，顯然與心跳的節律性運動不是一回事。同樣，醫家亦認為：「悲哀愁憂則心動，心動則五臟六腑皆搖」，甚至可以見到「心時跳時止」[14]的看法。

　　然而人們不禁要問：對於每一個人均伸手可觸，甚至可以肉眼觀察到的左胸前的心臟跳動，難道古人真的不知道嗎？的確，古人知道心前區的跳動現象，但卻沒有認識到這是心臟在跳動：

> 胃之大絡，名曰虛裡，貫膈絡肺，出於左乳下，其動應衣，脈宗氣也。盛喘數絕者，則病在中；結而橫，有積矣；絕不至曰死。乳之下，其動應衣，宗氣泄也[15]。

　　儘管知道其重要性——「絕不至」者預示著死亡即將來臨，並將其稱之為「脈宗氣」，但其理論構想卻是設想生命動力的來源

13　《漢書·王莽傳》，中華書局，1962 年，第 4145–4146 頁。

14　龔廷賢，《雲林神彀》卷二〈怔忡〉。

15　《素問·平人氣象論》。

在於胃——在於胃靠消化吸收功能獲得了力。所以位於「左乳下」、「其動應衣」的心尖搏動，才會被解釋成「胃之大絡」的跳動。而這對於不知道心臟有條不紊的跳動是由自律神經所控制著的古人來說，難道不是十分自然的，甚至可以說是一種「合理的」理論性解釋嗎？

三、以胃為中心的循環體系

在中國古代醫學的理論體系中，雖然沒有認識到以心臟為動力來源的血液循環系統，但這並不等於說沒有氣血循環的思想。否則也就不致引發如是之多有關中國古代早已認識到血液迴圈的論說了，所以需要弄清的只不過是中國古代醫學有關氣血運行之理論構想的本來面目究竟是如何。

在中國古代文化與醫學中，心臟「君主之官」的地位，實際上只能用於解釋人類的精神活動，而氣血生成與運行等生理活動的中心是「胃」：

> 五藏者，皆稟氣於胃，胃者五藏之本也。[16]
> 人以水穀為本，故人絕水穀則死，脈無胃氣亦死[17]。

16　《素問・玉機真藏論》。
17　《素問・平人氣象論》。

> 人之所受氣者，穀也。穀之所注者，胃也。胃者，水穀氣
> 血之海也。胃之所出氣血者，經隧也[18]。

> 穀始入於胃，其精微者，先出於胃之兩焦，以溉五藏，別
> 出兩行，營衛之道[19]。

　　正是基於這種胃為氣血之源頭的生理學認識，因而構築起以胃為中心的經脈循環體系：氣血的運行起始於手太陰肺之脈，而手太陰肺的經脈並非起始於肺，而是始於胃腸所在的「中焦」。經過五臟六腑十二經脈相互銜接所構成的循環圈後，復歸之於肺[20]。十二經脈的走行，在現存最早的醫學著作，即 1973 年湖南馬王堆西漢墓出土的帛書《陰陽十一脈灸經》和《足臂十一脈灸經》中，原本是各自獨立，互不相連的。至《靈樞·經脈》中，雖然有關各經脈走行的描述較馬王堆帛書有所發展，但經脈的主幹仍是各自獨立的，其相互聯繫是靠「支脈」完成的。如足厥陰肝經的循行是從足至頭，而其與肺脈的銜接是通過「其支者，復從肝別貫膈，上注肺」實現的。

---

18 《靈樞·玉版》。

19 《靈樞·五味》。

20 《靈樞·經脈》對於十二經脈走行的描述是：第一條經脈是「肺手太陰之脈，起于中焦，下絡大腸，還循胃口，上膈屬肺，從肺系橫出腋下……」；最後一條足厥陰肝經的終止是「其支者，復從肝別貫膈，上注肺」。

　　有關「經絡」是否屬於客觀真實存在的一種生命現象，不是此處所要討論的問題。然而即便承認經脈學說中的某些內容，是對迄今尚未弄清其實質的一種生命現象的客觀描述，那麼仍舊可以設想：其中構成各臟腑相互聯繫的「支脈」，顯然是為了構築這個可以解釋人體氣血運行的循環圈而加入的。

　　誤將中醫所說「經脈流行不止，環周不休」解釋為現代醫學所說的血液循環者，大多是由於沒有深入考察兩種醫學體系不同的理論構造模式，盲目推斷：「在大體解剖上已瞭解到心臟與脈管相通，血液是循環不息並受到心臟支配的」[21]。而沒有考慮到就「大體解剖」之所見而言，實際上可謂人體無處不與脈管相通，並非僅是心臟；而且這也不足以使人認識到血液循環是由心臟支配的。《靈樞·動輸》有關足背動脈為何會跳動的解釋，清楚地表明了這一點：「足之陽明，何因而動？岐伯曰：胃氣上注於肺……此胃氣別走於陽明者也。」因而雖然在五行配屬上為「心主血脈」，但在實際的病理學解釋上常可見到脈與胃的密切關聯：「胃不實則諸脈虛」、「胃中空則宗脈虛」等等。

　　這種以胃為中心的循環，在中醫學中被概括為「營」、「衛」兩氣的運行。即：

> 人受氣於穀，穀入於胃，以傳與肺，五藏六府皆以受氣。
> 其清者為營，濁者為衛。營在脈中，衛在脈外，營周不休，
> 五十而復大會[22]。

21 韋以宗，《中國骨科技術史》，上海科學技術出版社，1983 年，第 23 頁。

有關「營氣」運行的解釋較為明確，其源頭始自胃，然後傳之於肺，依十二經手足、陰陽相互配屬的關係依次運行。但在到達最後一條經脈「足厥陰肝經」後，沒有像《靈樞·經脈》所構造的那樣——通過「支脈」與肺相接，而是構造了另一種循環模式——即通過任脈與督脈形成總數為十四條經脈的「循環圈」（圖1）。

「衛氣」雖然亦產生於胃，但屬「水穀之悍氣也，其氣慓疾滑利，不能入於脈也，故循皮膚之中，分肉之間，熏於肓膜，散於胸腹」[23]。有關其循行的描述較為混亂，概括地講是「一日一夜五十周於身，晝日行於陽二十五周，夜行於陰二十五周，周於五藏」[24]。因其與血液循環關係不大，故可略而不論。

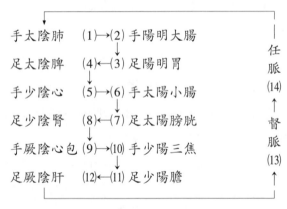

圖 1　營氣周流次序示意

22　《靈樞·營衛生會》。

23　《素問·痹論》。

24　《靈樞·衛氣行》。

四、動脈──脈動

　　中醫經典稱跳動之脈為「動脈」。如《素問‧三部九候論》稱：「上部天，兩額之動脈；上部地，兩頰之動脈；上部人，耳前之動脈」。《難經‧一難》云：「十二經皆有動脈」等等。按說這與近代醫學所言「動脈」是一致的，但實際上兩者在使用「動脈」一詞時，唯有這樣一點點相同，涉及到其概念、定義時則是完全不同的。

　　首先，在中醫學裡，「脈」是一個十分模糊的概念，可見的血管與不可見的經絡現象均被稱之為脈。這種混淆是由於古代中醫學不具備對整個脈管系形態的認識[25]。因而「動脈」一詞就不可能具有與「靜脈」相對應的概念涵義。例如，將刺絡時「血出而射」（刺中小動脈）釋為「血氣俱盛而陰氣多」；將「血少黑而濁」（刺中小靜脈）釋為「陽氣蓄積，久留而不瀉」[26]。

　　在沒有認識到心臟跳動引起脈搏跳動的前提下，從屬於各經脈的「動脈」跳動被認為是各自獨立的。這一觀念在「三部九候」

---

25 廖育群，〈古代解剖知識在中醫理論建立中的地位與作用〉，文載《自然科學史研究》，1987年，(3)：第244–250頁。

26 《靈樞‧血絡論》。

的診脈方法中，體現得最為明確。

　　所謂「三部九候」，即在人的頭、手、足三部各取動脈三處進行診察，通過比較這九處的脈象變化以推斷疾病位置的診脈方法（表1）。如果這九處的脈象基本一致，則說明「陰陽勻平」，身體健康。即所謂「九候若一，命曰平人」[27]。倘若陰陽失衡，罹疾患病時，上下左右的脈動就會出現變化，故「察九候獨小者病，獨大者病，獨疾者病，獨遲者病，獨熱者病，獨寒者病，獨陷下者病」[28]。所謂「獨疾」或「獨遲」，即是說某一處的脈快於或慢於其他處的脈。

表 1　三部九候法

三部	九候	脈位	主候
上	天	兩額之動脈	頭角之氣
	地	兩頰之動脈	口齒之氣
	人	耳前之動脈	耳目之氣
中	天	手太陰	肺
	地	手陽明	胸中之氣
	人	手少陰	心
下	天	足厥陰	肝
	地	足少陰	腎
	人	足太陰	脾胃

　　「三部九候」脈法具有較強的數術色彩[29]，其所選擇的各處

27　《素問‧調經論》。

28　《素問‧三部九候論》。

29　廖育群，〈漢以前脈法發展演變之源流〉，文載《中華醫史雜誌》，1990

動脈並不與經脈學說相吻合。例如為要滿足「三三為九」的數字
需要，不得不在只有心肺的「中部」添入一個「胸中之氣」以湊
足「三」。但這種診脈法所依據的診斷標準——「參伍不調者病；
三部九候皆相失者死；上下左右之脈相應如參春者，病甚」[30]等
等，卻可追溯到馬王堆出土醫書的《足臂十一脈灸經》[31]。蔡景
峰氏將「脈如參春」釋為嚴重心臟病時出現的「三聯音奔馬律」，
即每一次心跳分裂成三個聲音，似不準確。其原因正如蔡氏文章
中所談到的：「這種聲音只能應用耳朵聽才能感覺出來」；十九世
紀西方醫學報告這一症狀，「是結合用聽診器及近代的科學儀器進
行檢查的」。但蔡氏又說：「古人雖然還沒有發明聽筒，但可用耳
直接貼緊病人胸壁去傾聽心臟跳動的聲音」[32]，這種推測從技術
的角度講，似乎距離「揗脈」的一般方法太遠；從心理的角度講，
似乎過於「科學」——重又蹈入古人已知心臟跳動與脈搏關係的
虛設前提條件。

　　正因為中國古代醫學沒有認識到心臟與脈搏跳動的直接關
係，所以不可能意識到全身的脈搏跳動必然是一致的，故而常常
可見言說某一處脈率改變的診斷意義，如：「診右脈沉而緊，左脈

　　年，(4)：第 193–199 頁。

30 《素問·三部九候論》。

31 《足臂十一脈灸經》曰：「揗脈如三人參春者，不過三日死。」見《馬王
　　堆漢墓帛書四》，文物出版社，1985 年，第 5 頁。

32 蔡景峰，《中國醫學史上的世界記錄·異常脈律的記載》，湖南科學技術
　　出版社，1983 年，第 10–20 頁。

浮而遲」[33]；或見古醫書載診脈法云：「左右齊診，而脈動應於醫
之手。左右動數不齊者，死之兆也」[34]。這種將脈搏跳動孤立化
的態度，在明代李時珍之後竟然發展到將寸口脈（手橈側動脈）
的寸、關、尺三部亦區分出遲（慢）、數（快）的脈率不同！

　　李時珍《瀕湖脈學》稱：「寸遲必是上焦寒，關主中寒痛不
堪，尺是腎虛腰腳重」；「寸數咽喉口舌瘡，當關胃火并肝火，尺
屬滋陰降火湯。」李中梓《診家正眼》效法其說：「寸遲上寒，關
遲中寒，尺遲火衰」；「寸數喘咳，關數胃熱，尺為相火」；「右數
火亢，左數陰戕」。並對脈率改變的促、結、代脈亦加以如是區
別。其他如李梴《醫學入門》、徐春甫《古今醫統》、張介賓《景
岳全書》等均可見此類論述。

　　凡上所述，說明中國傳統醫學視「動脈」為與心跳毫無關聯
的現象，其著眼點在於「脈動」本身。因而自馬王堆帛書《陰陽
十一脈灸經》開始，即在描述每一經脈走向之後，均有「是動則
病」某某病的記述；該墓出土的另一部醫學著作《脈法》及江陵
張家山漢墓出土的《脈書》均言：「它脈靜，此獨動，則生病。夫
脈固有動者，骭之少陰，臂之巨陰、少陰，是主動，疾則病。此
所以論有過之脈也。」或如《黃帝內經》所言：「脈之卒然動者，
皆邪氣居之」；「陽明者常動，巨陽、少陽不動，不動而動大疾，
此其候也。」而當診脈方法從「分經候脈法」（即分別診察各經脈

---

33 《素問·病能論》。

34 丹波元簡，《醫賸·左右齊診》，人民衛生出版社，1955年，第52頁。

循行部位上出現的脈動）過渡到「獨取寸口」（只診手橈側動脈一處）後，對於脈率與脈律的改變亦從未言及與心動的關係，而只是根據數術觀念言說其與五臟病變的關係。即「五十動而不一代者，五藏皆受氣。四十動一代者，一藏無氣。三十動一代者，二藏無氣。二十動一代者，三藏無氣。十動一代者，四藏無氣。不滿十動一代者，五藏無氣」[35]。這是對脈律異常的解釋。另外在《難經》和《脈經》中對脈率從「一呼三至」到「一呼六至」的加快，以及從「一呼一至」到「四呼一至」的減慢亦均有較長的論述，脈率低於正常者，稱之為「損」脈，與五臟的配屬關係是：「一損損於皮毛　（肺），二損損於血脈　（心），三損損於肌肉（脾），四損損於筋（肝），五損損於骨（腎）」[36]。

五、對於呼吸的認識

　　呼吸心跳的不同在於這一現象是如此明確地關聯到軀體的表面，乃至毫無疑義地會被每一個正常的人所感知，並十分容易地即可瞭解到呼吸與生命的必然聯繫。然而要想正確地解釋呼吸生理，則必須對肺循環及氣體交換有所認識。否則就不可能設想呼

35　《靈樞·根結》。

36　《難經·十四難》。

吸過程僅僅是在肺部完成的。如果氣體僅僅是被吸入肺中,隨即呼出,呼吸的意義又何在呢?對於中國古代醫學來說,其認識水平恰恰是處於這樣一個缺乏認識呼吸機理所需基礎知識的層面上,那麼他們對與生共存的呼吸現象又是如何解釋的呢?

《靈樞‧五味》說:「五藏六府皆稟氣於胃,……其大氣之精而不行者,積於胸中,命曰氣海,出於肺,循咽喉,故呼則出,吸則入。」使人感覺到其對呼吸的理解是氣從肺呼出,但氣體的循環路徑似乎是:

氣→入胃┌「精而不行者」→積於胸中
　　　　└(通過經脈)至五臟六腑後→出於肺→循喉嚨而出

另外在《素問‧經脈別論》中有這樣一段頗值得研究的話:

> 食氣入胃,散精於肝,淫氣於筋;食氣入胃,濁氣歸心,淫精於脈,脈氣流經,經氣歸於肺,肺朝百脈,輸於皮毛。毛脈合精,行氣於府,府精神明,留於四藏,氣歸於權衡,權衡以平,氣口成寸,以決死生。

幾乎所有的注釋均將此段文字說成是「食物」入胃的消化吸收過程。但在整個《黃帝內經》中,凡言及消化吸收時,一般均稱「穀入於胃」[37],且自然要涉及到血的生成,而在此段文字中

---

[37] 如《靈樞‧經脈》言:「穀入于胃,脈道以通,血氣乃行」;〈口問〉言:「穀入于胃,上注于肺」;〈營衛生會〉言:「穀入于胃……其清者為營,濁者為衛」等。

不僅根本沒有涉及到血的生成，而且先後九次提到「氣」字。顯然，將「食氣」二字釋為「食物」是不妥的。「食」字用作動詞為「吃」或「受納」之義。其實，將吸入氣體稱之為「食氣」已明確地見於馬王堆漢墓出土帛書《十問》之中；《淮南子・墜（地）形訓》與《論衡・道虛篇》稱養生家行呼吸吐納之術亦為「食氣」。如果這個解釋能夠成立，則不僅可以看作是當時對呼吸生理的解釋，從而領悟到諸如前引「胃者，水穀氣血之海。胃之所出氣血者，經隧也」等許多經文的涵義，而且還能有助於理解當時所行隨呼吸進出針之補瀉方法的立意。即呼吸之氣沿人身經脈運行而遍布全身，故「候呼引針，呼盡乃去。大氣皆出，故命曰瀉」；反之「候吸引針，氣不得出」，並要用左手按壓針孔「推闔其門，令神氣存，大氣留止，故命曰補」。

至《難經》成書時，對於氣體在體內的循環提出了新的構想：「呼出心與肺，吸入腎與肝，呼吸之間，脾受穀味也」。對於具有一定科學知識的現代人來說，恐怕很難理解古人這種說法的意思，然而前人的注釋卻十分有助於弄明白古人是如何思考的。

三國時代的呂廣注釋說：

　　心肺在膈上，主內，臟中之陽，故呼其氣出；腎肝在膈下，臟中之陰，故吸其氣入。

宋代丁德用釋曰：

　　腎肝在膈下，主內，因呼而出至心、至肺，故呼出心與肺

也。又心肺者在膈上，主外，故吸即隨陰而入至胃、至肝。

《難經‧十一難》在解釋「脈不滿五十動而一止，一臟無氣」時，再次重複了同樣的觀點：

今吸不能至腎，至肝而還，故知一臟無氣者，腎氣先盡也。

《難經》還構想了一個「生氣之原」，即人體三維空間的中點。稱：

十二經脈者，皆繫於生氣之原。所謂生氣之原者謂十二經之根本也，謂腎間動氣也，此五臟六腑之本，十二經脈之根，呼吸之門。

無論是「生氣之原」還是「腎間動氣」，這些概念在今人看來無疑均十分抽象，難免使人覺得中醫理論虛幻、玄妙、難解，但其源起與本意卻或許極為簡單與直觀——源於對腹主動脈搏動的感知。因為《難經‧十六難》在言說五臟的「內證」時，同樣談到了臍周有「動氣」，「按之牢若痛」，無疑是觸摸到了腹主動脈的跳動。這樣，《難經》就為呼吸與十二經脈氣血運行找到了一個脫離了胃的消化吸收之能、肺的囊籥（風箱）之功，而是與先天之本（臍）緊密聯繫的原動力。

在成書於隋唐時期的《諸病源候論》中，還能看到另一種與呼吸有關的理論構想。此書雖然亦同樣是秉承氣循環於臟腑、經絡之間的基本思想，但認為其起始的源頭在肺：「五臟皆稟氣於肺」[38]，且如果在循環臟腑之後再回到肺，即會引起一系列的肺

部疾患：

> 久咳逆候：肺極虛故。肺既極虛，氣還乘之。
>
> 咳逆上氣候：肺虛，咳而氣還聚於肺。
>
> 久咳逆上氣候：虛則邪乘之，氣逆奔上也。
>
> 咳逆上氣嘔吐候：五臟皆裹氣於肺，寒搏於氣，氣聚還肺。
>
> 咳逆短氣候：嗽則氣還於肺間，則肺脹。

從這些有關肺的病因、病理解釋中不難看出：其中所說的「肺」，無疑是實實在在的器官；其中所說的「虛」，乃是實實在在能夠容納氣體的空間；其中所說的「氣」，就是實實在在的氣體。肺與氣，都不是什麼抽象的功能；虛，也不是看不見、摸不著的功能衰退。儘管書中沒有說明不應返還於肺的氣，究竟應該從何處呼出，但不是從肺呼出這一點卻是十分明確的。

實際上，將肺視為「橐籥」（風箱）——推動氣血運行的原動力，亦是古人早已有之的一種理論構想。《靈樞·五十營》說：「一呼脈再動，氣行三寸；一吸脈亦再動，氣行三寸。（一晝夜）一萬三千五百息，氣行五十營於身……凡行八百一十丈也。」這顯然是將呼吸運動釋為脈搏跳動、氣血行進的力量來源。其後，《傷寒論·平脈法》中亦談到：「呼吸者，脈之頭也。」宋代陳言

---

38 與前引《素問·玉機真藏論》言「五臟者，皆裹氣於胃」的說法不同。但應注意：裹於胃的氣，應是飲食精微之氣；裹於肺的氣，應是源於自然界的空氣。

則稱：「凡診脈，須先識脈、息兩字。脈者血也，息者氣也。脈不自動，為氣使然。」記錄宋代名人蘇東坡與沈括醫學言論的《蘇沈良方》則明確無疑地道明了肺的「橐籥」功能和氣體循環於五臟的看法：「喉則下通五臟，為出入息。五臟之含氣呼吸，正如治家之鼓鞲」[39]。

六、討論

　　缺少必要的實驗性研究，是不能對呼吸生理、血液循環產生正確認識的。如果我們沒有忘記中國古代還有源於五行說的「五德終始」、運行於天地之間的「五運六氣」等形形色色的循環理論，恐怕就不應該將中醫學中所構想的人體氣、血沿經脈周流不止的「循環」理論與現代生理學所說的血液循環牽強到一起。

　　在不具備必要的生理、生化基礎知識的情況下，如何來解釋「生命之理」、構建理論性的解釋體系呢？從「氣血運行」這樣一個具體問題的剖析過程中，我們看到古人如何以「意」構想出「以胃為原動力的循環體系」、「以肺為原動力的循環體系」，以及「以身體中點為原動力所在」的理論。實際上這樣的例子還有許多許多，可以說傳統醫學的每一個概念、術語、理論都可以進行如此

39　《蘇沈良方》，人民衛生出版社，1956 年影印版，第 15 頁。

剖析。也只有經過「歷史的」分析，才能弄清這些概念、術語、理論在不同歷史時期的不同涵義；從而真正理解由這些概念、術語、理論以及治療技藝構成的傳統醫學的總體。

　　總之，通過以上的論說不難看出：實際上，許多在今人看來玄妙難解的醫學術語（例如氣、血、生氣之原、腎間動氣等），在其創用伊始乃是以最直觀、最現實的客觀存在為基礎。以這樣一些直觀的認識，構建起對於「生命之理」的解釋體系──傳統醫學的基礎理論的過程，即是醫家用「意」的過程；同時，隨著時代的演進，一些原本明確具體的概念，逐漸被賦予新的內涵，成為無法說清其準確意思的概念（例如「虛」），這也是醫家用「意」的過程。當西方近代醫學傳入之後，傳統醫學陣營中，出現了以近代醫學解釋傳統醫學概念與理論──以使其科學化；或是進一步將傳統醫學的概念、術語抽象化──以此「化解」其與近代醫學間的矛盾，這也可以說是近代乃至當代傳統醫家一種用「意」的過程與表現形式吧。

運氣的天空——高閣中的「意」

　　古人以為作醫生者，當上知天文、下通地理、中傍人事，療疾治病方能效如桴鼓。對於醫家來說，所需掌握的「天文」知識，在早期主要是指一年當中寒來暑往所形成的「春生、夏榮、秋收、冬藏」——即陰陽家學所謂的「四時之序」及其與人體生理、病理的關係[1]；此外還多少包括一點對於「天命」的了知，即如唐代大醫家孫思邈所言：作為醫生不但必須熟讀各種醫學著作，還要「妙解陰陽祿命、諸家相法及灼龜五兆、周易六壬，並須精熟，如此乃得為大醫。」[2]

　　隨著時代演進，在言說一年當中天地間陰陽二氣運轉形成「四時之序」的基礎上，又逐漸出現了一種推而廣之到能夠根據天地間「五運」與「六氣」的規律性運轉，推算出六十年一個「甲子

1　詳見《黃帝內經‧素問‧四氣調神大論》，並可參見本書中有關「陰陽學說」的論說。

2　孫思邈，《備急千金要方》卷一〈大醫習業第一〉，人民衛生出版社，1955 年，第 1 頁。

週期」中某一年、某一時疾病屬性的學說──這就是所謂的「運氣學說」。

到了宋代，醫學考試每卷均有「運氣一道」，要求學生答出題中所言年分的「五運六氣所在、所宜，處方為對」[3]，標誌著運氣學說已然成為中醫學基礎理論的組成部分。對於此時的醫家來說，所謂「上知天文」，大概莫過於懂得每年的「運氣」。時至今日，也仍會時常聽到有人吟詠清代醫家張倬在《傷寒兼證析義》一書中所言「諺云：不讀五運六氣，檢遍方書何濟？」[4] 來說明懂得每年的「運氣所在」對於醫家是何等重要之事。

然而相信在耐心閱讀了以下的析論之後，一定會發現這個最能體現醫家博學多識、或被今人譽為古代氣象醫學的「運氣學說」，竟然完完全全是一個以「意」構建的虛幻圖景。

一、運氣學說的基本內容

「運氣」即「五運六氣」之縮略。其基本思想是認為宇宙間存在著木、火、土、金、水「五運」與風、寒、濕、燥、君火、

---

3 何大任，《太醫局諸科程文格》，臺灣商務印書館影印 《文淵閣四庫全書》，第七百四十三冊，第 19 頁。

4 丹波元胤，《中國醫籍考》，1404 頁。

相火「六氣」的循環往復運動，主宰著每年疾病的基本性質。

㈠五　運

「五運」，是由五行與時間概念結合而成，又因所用時間單位及配合方式的不同而有以下區分：

1.大運（亦稱歲運、中運）：大運即主管一年的歲運，是五運中最重要與最主要的核心內容。每年的大運取決於五行與天干的配合。但在運氣學說中，五行與天干的配置與一般所見傳統方式不同，即不是東方甲乙—木、南方丙丁—火、中央戊己—土、西方庚辛—金、北方壬癸—水，而是甲己—土、乙庚—金、丙辛—水、丁壬—木、戊癸—火。凡天干按順序排列為奇數的，該年所配之運呈「太過」（有餘）之勢；偶數的，所配之運呈「不及」（不足）之勢（表1）。

表 1　「大運」的五行、陰陽屬性

天　幹	甲	乙	丙	丁	戊	己	庚	辛	壬	癸
五　運	土	金	水	木	火	土	金	水	木	火
太過（＋）／不及（－）	＋	－	＋	－	＋	－	＋	－	＋	－

2.主運：五行在一年之中又分主「五時」，叫作主運。依木、火、土、金、水之序，各主七十三日五刻[5]，年年不變。

五行與四時（四季）的配合在較早的時代即已產生，為解決

5　一日百刻，故五運主時相加，計三百六十五·二五日。

兩者間的配合問題，每一季節的最後十八天被解釋成「屬土」。這樣，五行在一年當中平均各主七十二日。然而這種配合關係無法滿足使「四時之序」與五行的生剋循環聯繫在一起的願望，於是古代的思想家又構造了「五時」之說——在四季中間插入「長夏」一季，用於與土配合。在《黃帝內經‧素問‧金匱真言論》中可以見到「春勝長夏，長夏勝冬，冬勝夏，夏勝秋，秋勝春」之語；該書〈六節藏象論〉又有「五運相襲，而皆治之，終期之日，周而復始」之說，表明這種在運氣學說中被稱之為「主運」的配合，即五行與一年之中各個時段的配合，在運氣學說形成之前即已存在。在此基礎上，五行從「主時」發展到「主歲」，則脫離了季節特徵與五行屬性間存在的類同性[6]，但也因此才形成了運氣學說的固有定義——僅僅是根據天干地支的陰陽、五行屬性確定某一時段（年、半年、五分之一年、六分之一年）的疾病屬性。另一方面，五行主時的順序雖然年年不變，但其與上述較早時期即已存在的「五時配五行」畢竟有所不同。區別在於運氣學說中的「主運」附加了「太少相生」（陰陽相間）的推算法則，即根據當年大運的太過、不及來確定該年主運中每一運的陰陽屬性。例如根據表1可知：天干屬己的年分，其大運為「土運不及」，所以主運中的土亦屬陰；再依據陰陽相間的原則推算出該年五個時段的「運」（主運）依次為：木運不

---

6 例如季節之「夏」與五行之「火」皆有「熱」的特徵。

及、火運太過、土運不及、金運太過、水運不及（參見表2）。概言之，主運的基本特徵是一方面繼承了「五時」配五行的傳統；另一方面為了與大運建立聯繫、為了將「五行」與「陰陽」聯繫在一起，而增加了「太少相生」的推算法則。

表 2　甲、己（土運）之年「主運」的比較

五時	春 （73.05 日）	夏 （73.05 日）	長夏 （73.05 日）	秋 （73.05 日）	冬 （73.05 日）
天干為「己」之年：大運為「土運不及」					
主運	木運不及	火運太過	土運不及	金運太過	水運不及
天干為「甲」之年：大運為「土運太過」					
主運	木運太過	火運不及	土運太過	金運不及	水運太過

3.客運：客運與主運的唯一不同在於每年的初運不確定，而是依大運確定，再依五行相生之序依次推其後各時之運。客運在今本《黃帝內經》所保存的運氣論述中並沒有明確的說明，據明代醫家張景岳說，《天元玉冊截法》中有此說，且「行於主運之上，與六氣主客之法同。」所以「雖本經未有明言，而運氣生化之理，在所必至，當以《天元玉冊》為準」[7]。

(二)六　氣

「六氣」一詞在先秦即已使用，但解釋不一。如《莊子‧逍

7　張介賓，《類經圖翼‧五運客運圖說》，人民衛生出版社，1965 年版，第47 頁。

遙遊》說:「若夫乘天地之正,而御六氣之辯」,注家對其中所言
「六氣」便有種種不同解釋[8];《左傳》昭公元年醫和診疾時說:
「天有六氣」,指的是「陰、陽、風、雨、晦、明」,與後世醫家
所言六氣也沒有關係。運氣學說中的「六氣」大抵是源於對五行
配屬的風(木)、寒(水)、燥(金)、濕(土)、暑(火)「五氣」
進行改造——將其中的「暑」(熱)變成「君火」與「相火」,則
成為包括兩個「火」的「六氣」。以求能夠與十二地支、三陰三陽
實現配合,解決五行屬性是「二陽三陰」[9]的問題(表3)。

表3　六氣與三陰三陽、地支的配屬關係

地支	子午	丑未	寅申	卯酉	辰戌	巳亥
陰陽	少陰	太陰	少陽	陽明	太陽	厥陰
六氣	君火	濕	相火	燥	寒	風

　　主宰一年之「氣」的最基本推算方式與推算「大運」相似,
即某年地支所配之氣。但這種主宰一年的「氣」後來卻被人完全
忽略了,以致連名稱也沒有。人們注重的
乃是分主各「時」的氣,且同樣有「主
氣」與「客氣」之分。

　　1.主氣:依木、君火、相火、土、金、
　　　水之序排列的「六氣」,自大寒節開
　　　始各主四個節氣,年年不變,故稱
　　　「主氣」。「氣」與「時」的這種配屬

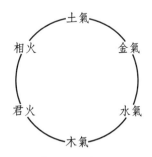

圖1 「主氣」(地理之應
六節氣位)示意

8　郭慶藩,《莊子集釋》,中華書局,1961年版,第20-21頁。

9　《白虎通德論》卷二〈五行〉。

方式在《黃帝內經・素問・六微旨大論》中稱之為「地理之應六節氣位」，仍然帶有極強的五行色彩（圖1）。因為只要將君火與相火看作是一項，則其排列順序、相互關係仍然是五行相生序；且在各氣與時的配合方面也與未經改造的配合方式基本一致——即仍舊符合春木、夏火、長夏土、秋金、冬水的順序。

2.客氣：客氣是根據六氣與地支的配合決定的，「氣」與「時」的配合每年不同，故稱「客氣」。其具體的推算方式是：將一年分為「六步」，每步六十・八七五日；每步各有一氣主之；六氣的名稱與排列順序為少陰君火、太陰濕土、少陽相火、陽明燥金、太陽寒水、厥陰風木；每年地支所決定的是「三之氣」（即圖2中的C位，A為初之氣，F為終之氣），其配屬關係如表3所示。這種配屬關係已然不符合五行相生的關係了，其迴圈順序是以三陰三陽說為基礎的（圖3）。

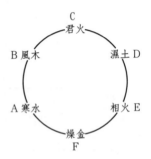

圖2 「客氣」（天道六六之節）示意（圖中各氣的定位在子、午之年）

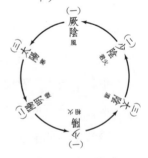

圖3 三陰三陽之位

然而必須注意，運氣學說作為醫學理論，所強調的畢竟是「六氣」本身的性質，而不是三陰三陽的位置，因為只有六氣本身的性質才能構成病症、病機、治療方法

等相互關係的理論性解釋。所以在運氣學說中稱六氣為本，為六元，而三陰三陽只不過是六氣之「標」[10]，是為「命其位」[11]而設。儘管如此，圖3所示「三陰三陽」之位還是為運氣學說中六氣部分的推衍提供了說理依據。首先，從圖中可以看出其陰陽各居一半，相互平衡；陰、陽各自的排列順序是一、二、三；陰、陽之間是一陰與一陽相對，二陰與二陽相對，三陰與三陽相對。在運氣學說的發展中，這個六氣循環圈的用法越來越豐富。規定了頂端（上）為「司天」之位，因而與之相配屬的「氣」則名之曰「司天之氣」；與其相對應，位於最下端的是「在泉」[12]之位，其氣名之為「在泉之氣」（參見圖3），而其他各氣的位置則均可依三陰三陽的定位推知。

　　在「運」與「氣」的交合中（亦可看作是天干與地支、五行與陰陽的交合），運氣學說還規定了一些概念：

1. 天符：當某一年大運（天干）的五行屬性，與按「天道六六之節」所規定的地支的五行屬性相合時，稱之為「天符」。

2. 歲會：當某一年的大運，與按「地理應六節氣位」所規定的地支的五行屬性相合，且位於「五方」之正位時，稱之為「歲會」。

---

10 《素問‧六微旨大論》。

11 《素問‧五運行大論》。

12 在泉：即「在地」（或在地中）之意。如《白虎通‧五行》言：「陰氣在黃泉之下，任養萬物。」

3. 太乙天符：即某一年既是天符，又是歲會。

4. 同天符：當大運「太過」之年與「在泉之氣」相合時，稱之為「同天符」。

5. 同歲會：當大運「不及」之年與「在泉之氣」相合時，稱之為「同歲會」。

　　以上是運氣學說中的一些基本概念與推算方法。在此基礎上，根據推算所得運、氣的屬性言說某一年、某一時民眾當患何病，當以何藥治療，便是運氣學說的實用價值所在。然而這個內容十分複雜、系統化了的運氣學說體系，實際上是宋以後人對唐以前各種運、氣推算方式進行歸納總結的結果。為要解決不同推算方法間的矛盾，所以才規定了主運、客運、中運、主氣、客氣等多種名稱。當我們以這個體系化了的學說去繩墨唐以前運氣的相關史料時，無疑大多都能找到足以比附的內容，於是便會以為運氣學說從其誕生之日起就是一個如此複雜的系統，並深深地被遠古聖賢的聰明睿智所折服，然而歷史的本貌卻並非如此。因此為要真正理解「運氣的天空」，就必須以歷史的眼光去研究一下運氣學說發展形成的脈絡。

二、運氣學說的形成與演變

　　現存記載運氣學說的最早文獻，是組成今本《黃帝內經》[13]

的兩部獨立著作之一《素問》中所收錄的七篇以「某某大論」為
題的論文。因其內容均是講述「運氣學說」，故後人通常將這七篇
文章統稱為「《素問》大論七篇」或「《素問》運氣七篇」。即：
〈天元紀大論〉、〈五運行大論〉、〈六微旨大論〉、〈氣交變大論〉、
〈五常政大論〉、〈六元正紀大論〉、〈至真要大論〉。由於在《素
問》中，除這七篇大論之外，基本看不到運氣學說的影響，而這
七篇大論又是通過唐代王冰在注釋《素問》時，「於先生郭子齋
堂，受得先師張公秘本」，並用此補齊了當時傳世的《素問》因
「第七一卷，師氏藏之，今之奉行，惟八卷爾」[14]的殘缺才顯露
於世的。因而有關這七篇大論是否同於《素問》缺失之卷的內容，
以及其成文究在何時等，歷來就是醫史研究中爭論不休的話題。
有人認為《素問》原書已有運氣思想，且與七篇大論指導思想一
致、語言相近，故七篇大論就是《素問》原文[15]。但也有人據其
天文學內容推斷：三世紀後方有可能，下限應在七世紀的隋唐[16]。

---

13 《黃帝內經》之名始見於西漢末年劉向與劉歆父子所編撰的目錄學著作
《七略》。但實際內容如何並無人知曉。以為傳世的《素問》、《靈樞》兩
書即是《七略》所著錄的《黃帝內經》，本是西晉名士皇甫謐的一種揣
測，但後人多從此說而成為「定論」。為尊重這一約定俗成的說法，又要
避免將《七略》視為《素問》與《靈樞》的成書年代下限，故只能將其
稱為「今本《黃帝內經》」。

14 王冰，《黃帝內經素問序》。

15 王樹芬，〈運氣七篇考辨〉，《中華醫史雜誌》，1987年，(4)：229。

16 郝葆華、王瑾，〈《內經》「七篇大論」成書年代新論〉，《中華醫史雜誌》，

較多的學者均因齊梁間人全元起首注《素問》時即為八卷，無七篇大論；隋楊上善所注《黃帝內經太素》[17]中亦無涉七篇大論之內容，而傾向於接受七篇大論與運氣學說均非《素問》原有之內容，且成立之年代可能較晚。最甚者以為十世紀之前並無運氣學說，故隋唐時其他醫家不談運氣，七篇大論及王冰的注釋均為後人所偽造[18]。

實際上七篇大論成於何時，與這些論文是否屬於今本《黃帝內經》的固有內容，乃是兩個問題。如果認定今本《黃帝內經》，即《素問》與《靈樞》的成書年代是在西元一世紀之前，則七篇大論不可能是《素問》的固有內容，因為使用干支紀年是從東漢四分曆開始的（85年）。《素問》其他篇節的共性是：五行配天干只用於紀日；在涉及五行與季節相配的問題時，大多是五行配四季（土不主時），且只有「生、長、收、藏」的概念，沒有與土相配的「化」；只有少數幾篇引入了「長夏」與土相配。這與成書於一世紀的《白虎通·五行》在解釋五行配四季時所說「土尊不任職，君不居部，故時有四也」是基本一致的。

另外，在《素問》中只有〈脈解〉篇提到三陰三陽與十二月的配合，但其對應關係是：

1984年，(1)：46。

17 《黃帝內經太素》是一部以類書形式對《素問》和《靈樞》進行改變的著作。成書年代不詳。

18 范行准，〈五運六氣說的來源〉，《醫史雜誌》，1951年，(1)：3。

正月	三月	五月	七月	九月	十一月
太陽	厥陰	陽明	少陰	少陽	太陰

如將其畫成循環的圓環，則太陽與少陰相對，厥陰與少陽相對，陽明與太陰相對，符合臟腑、經絡學說中三陰三陽的對應關係[19]，而與運氣學說中六氣的陰陽定位不合（參見圖3）。同時，在《素問》中也根本沒有火分君、相的思想。凡此種種，均說明七篇大論與《素問》的其他篇節在理論構造間存在著一定的差距，顯示著一定的時代距離。

　　然而從另一方面講，在《素問》中確實已然出現了將四季改換成五時，以求與五行配合完璧的意識。值得注意的是：「長夏」這一概念的使用不僅解決了四季與五行、以及與風、寒、濕、熱、燥五氣配合的矛盾，而更為重要的是奠定了「五運循環」的思想。只要從「五運主時」向前跨越一步，即構成了「五運主歲」的新說。此外，在《靈樞·歲露論》的「虛實」之論中也涉及到了「年」的問題：

> 三虛：乘年之衰，逢月之空，失時之和。
>
> 三實：逢年之盛，遇月之滿，得時之和。

---

19 所謂臟腑、經絡的陰陽屬性對應關係是：
　　太陰與陽明相對，如手太陰（肺）與手陽明（大腸）、足太陰（脾）與足陽明（胃）相表裡；少陰與太陽相對，如手少陰（心）與手太陽（小腸）、足少陰（腎）與足太陽（膀胱）相表裡；厥陰與少陽相對，如手厥陰（心包）與手少陽（三焦）、足厥陰（肝）與足少陽（膽）相表裡。

因而如果設定今本《黃帝內經》的成書時代是在兩漢之交，或再略晚一點，那麼可以說在東漢的中後期，產生運氣學說的條件已然基本具備。如果考慮到當時的天文機構中居然有醫生供職[20]，則真是不能不考慮運氣類的著作最有可能是出自這等以天文與醫學之結合作為自己的學問與工作的人。另外，有人根據音韻變化的研究，亦認為七篇大論應成於東漢[21]。至於這些論著究竟是由王冰補入《素問》，還是其先師祕本既載，顯然並不重要。

　　儘管古今學者對七篇大論及運氣學說成立的年代有不同看法，但一般均是將七篇大論視為一個完整的體系，以為「七篇各有議題，篇篇銜接，渾然一體」[22]。然而通過對七篇大論的具體內容詳加考察，卻可以發現這七篇文章雖然以講運氣為共同特點，但無論是在運氣推算方法上，還是在核心理論的構想方面均有所不同。正像學者們通過對內容進行考察後發現構成今本《黃帝內經》的各章並非一人、一時之作一樣，七篇大論也同樣具有這一特點。表4通過比較五行與天干、六氣與地支的配合方式，以及在主時、主歲方面的不同用法，提示當時的運氣推算是按不同方式進行的。以下擇其要點稍加介紹：

20 據司馬彪《續漢書》記載：「太史令一人，六百石。本注曰：掌天時、星曆。」其下劉昭注引《漢官儀》說：「太史待詔三十七人，其六人治曆，三人龜卜，三人廬宅，四人四時，三人《易》筮，二人典禳，九人籍氏、許氏、典昌氏各三人，嘉法、請雨、解事各二人，醫一人。」（見《後漢書》志第二十五〈百官二〉，中華書局，1965年，第3572頁）
21 錢超塵，《內經語言研究》，人民衛生出版社，1990年，第293頁。
22 王琦等，《運氣學說的研究與考察》，知識出版社，1989年，第206頁。

表4　七篇大論中「五運」、「六氣」的運用方式

篇名配合	天元紀	五運行	六微旨	氣交變	五常政	六元正紀	至真要
五行配天干	主歲	主歲				主歲	？
五行配五時				僅四時		分太少	
六氣配地支（陰陽方式）	主歲	主歲	主時		主歲	主歲　主時	？
六氣配地支（五行方式）			主時				
備　注			候氣法	占星法	講五運太過、不及，但不言配天干。創司天、在泉之用	將歲運改為中運，以與司天、在泉配合	主要是講述病機

1.干支推運氣：七篇大論中的〈天元紀大論〉和〈五運行大論〉採用的即此種方法。其方法簡潔明瞭，即以五行配天干以定運，依天干的奇偶分太過與不及；地支配六氣以定氣，每年只有一運與一氣。由於一年之中只有一運、一氣，故不需要界定主運、客運，主氣、客氣的概念差異，天干與地支均用於紀歲。

這種運氣推算方法雖然簡單，但卻充分體現了要將五行與陰陽結合在一起的基本理念。首先，五行與天干相配以紀歲，固然是以五行學說為立足點，但根據天干的奇偶將某一屬性之「運」區分出太過與不及，即已實現了五行與陰陽的結合。然後在「願聞其與三陰三陽奈何合之？」的命題下，通過將五行所生之「五氣」改造成含有君、相二火的「六氣」，並與三陰三陽、地支配合，則全面實現了天（干）與地（支）、五行與陰陽的密切配合。

2. 六步六氣：〈六微旨大論〉採用的即此種方法。首先，六氣在一年中各主六十·八七五日；每年地支所紀之氣為第三氣，其餘各步之氣依六氣循環圈推算即知。而其候太過、不及的方法卻是「移光定位」——根據「平氣」常數與實測日影的差異來確定，固有當至而至（平氣）、未至而至（太過）、至而未至（不及）三種情況。這就是所謂的「天道六六之節」。在與五行說的結合方面，是以將六氣排列順序改變成五行相生序——風、君火、相火、濕、燥、寒，各主四個節氣，稱之為「地理之應六節氣位」。與上述「干支推運氣」之法比較，可以看出兩種方法天、地的內涵有所不同——在「干支推運氣」之法中，五行屬天、六氣屬地；在「六步六氣」之法中，陰陽循環序的「六氣」屬天，五行相生序的「六氣」屬地。在前者中有運、有氣；而在後者中，只是「隱含」著五行，或者說只有「氣」、沒有「運」。換言之，此法不過是敷衍天文家候氣、推步之法而成。

3. 六氣分天地：這是最能反映人們對宇宙構想的一種運氣模式。

　　六氣循環圈的用法在此發生了最重要的改變，說明如下：

　　由三陰三陽組成的六氣循環圈，在前述「干支推運法」中，只不過是為了說明六氣每六年循環一次，沒有其他涵義。或者說從中絲毫看不出當時之人對於六氣在宇宙間的存在狀態是如何思考的，是宇宙間的「氣」每年變換一種屬性，還是具有不同屬性的六氣輪流執政？如果是後者，那麼不當政的其他五「氣」又蘊藏於何處？

　　然而在「六氣分天地」的理論構想中，這個六氣循環圈卻是明確地被置於天地之間。因而頂端之位名之曰「司天之位」，其氣即「司天之氣」；下端之位名之曰「在泉之位」，其氣即「在泉之氣」（圖4）。其他四位、四氣均不必注意。每一年的「司天之氣」是根據地支決定的。與「干支推運法」比較，雖然兩者均是以地支配六氣，但前者是以五運與六氣共同主宰宇宙、天地來構築理論體系的，而此處則捨棄了五行、五運，純粹從寓存於天地之間的「氣」來設想與解釋宇宙的存在狀態、運動規律。頗似東漢大哲學家王充《論衡‧談天》所言：「天地，含氣自然」。另外，一個十分有意思的問題是：六氣循環圈的六

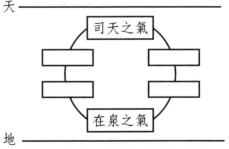

圖4　六氣在天地間循環往復的構想

個位置雖然是陰陽對立，但六氣本身的性質卻並不具有這樣的矛盾性。例如「太陽寒水」所對為「太陰濕土」、「少陰君火」所對為「陽明燥金」，從陰陽的角度講「太陽與太陰」、「少陰與陽明」雖然屬性不同、相互對立，但「寒與濕」、「火與燥」在性質上卻是相近的。「司天之氣」與「在泉之氣」的這種共性，為解釋每年的運氣屬性和疾病特徵提供了基本保證。例如凡地支為丑、未之年時，其運氣表現即為：「濕氣下臨，埃冒雲雨；地乃藏陰，大寒且至，蟄蟲早伏，地裂冰堅，水增」──一派濕、寒景象。

在〈六元正紀大論〉中，對於司天、在泉二氣共主一年的理論構想又有所發揮：將五運置於天地之間，而稱其為「中運」。如此又再度實現了陰陽、五行兩說的結合。為適應這種新的理論構想，該篇的作者將「天干與地支合」而稱之為「天符」的概念，改成「中運與司天之氣合」，復又補充了「中運與在泉之氣合」為「同天符」、及「同歲會」等新概念。因此必須分清哪些概念是在運氣學說的發展過程中新出現的，並弄清這些概念的定義與使用範圍。如將「中運」的概念移到「干支推運法」中，就頗難理解了──因為那裡雖然也使用六氣循環圈，但卻沒有司天、在泉的概念。

4. 占星定運：〈氣交變大論〉基本是這種體系的作品。其中雖然細述「五運之化，太過如何」和「其不及何如」，但沒有天干配五行定五運的思想，而是依「上應五星」而定：

歲運太過則運星北越，運氣相得則各行其道。

歲運太過，畏星失色而兼其母，不及則色兼其所不勝。

與星占中所說：「五星有色、大小不同，各依其行而順時應節。不失本色而應其四時者，吉；色害其凶，凶」；「凡五星見伏、留行、逆順、遲速應曆度者，為得其行，政合於常；違曆錯度，而失路盈縮者，為亂行。亂行則為天矢彗孛，而有亡國革政、兵饑喪亂之禍雲」[23] 等十分接近。因而可以說這種基於星占的推算方式，只不過因為是用在醫學領域，所以「天人之應」的具體表現主要是人體疾病的描述。

《素問》中的七篇大論可以說是一組專講運氣問題的論文群，由於每篇論文的相對獨立，才使得上述分析成為可能──使得我們能夠瞭解早期運氣學說的多種推算方法。同時，正是由於這七篇原本各自獨立的論文表現出注重五行、五行與陰陽的結合的共性，故可以從中察知運氣學說所具有的時代特徵。以下對此略加說明：

構成今本《黃帝內經》的《素問》與《靈樞》這兩部醫學經典的最終成書年代雖然無法確定，但無疑是在運氣學說形成之前。其在理論運用方面存在的一個顯著特點是陰陽與五行兩種學說在不同的章節中往往是獨立存在的。例如在人格劃分方面，以黃帝與伯高問對寫成的《靈樞·陰陽二十五人》，實際上是將人分為

---

23 《晉書》卷十二〈天文中〉，中華書局點校本，1974 年，第 320-322 頁。

木、火、土、金、水五類，與陰陽無涉；而以黃帝與少師問對形式寫成的《靈樞‧通天》雖然也是將人分為五類，但所依據的卻唯有陰陽理論，即太陰之人、少陰之人、太陽之人、少陽之人、陰陽和平之人五種。另一方面，五行說在今本《黃帝內經》中運用得尚十分有限，例如在針灸療法方面幾乎看不到五行說的蹤影[24]。但是到了東漢時期就不一樣了，成於此間的針灸著作《黃帝明堂經》將五行說與穴位的屬性緊密地聯繫在一起[25]。降至《難經》，簡直就是依據五行來言說各穴的主治[26]。另外，《難經》中

---

24 在今本《黃帝內經》中雖然有幾篇文章提到各經脈位於肢端的五個穴位名為井、滎、輸、經、合（後世定名為「五輸穴」），但未見與五行說有什麼聯繫，只是與「四時」關係較為密切。此外，在其他有關針灸療法的論述中就看不到五行說的任何蹤影了。詳見拙著〈秦漢之際針灸療法理論的建立〉，文載《自然科學史研究》1991 年第三期。

25 例如《黃帝明堂經》明確規定了各條經脈肢端的五個穴位（五輸穴）的五行屬性。並規定了各經脈的這五個穴位是按五行相生序排列；陰經與陽經的同名穴之間是相剋關係（參見附表）。

五輸穴	井	滎	輸	經	合
陽經五輸穴的五行屬性	金	水	木	火	土
陰經五輸穴的五行屬性	木	火	土	金	水

26 例如《難經‧七十三難》言：「諸井者，肌肉淺薄，氣少，不足使也。刺之奈何？然諸井者，木也；滎者，火也，火者木之子。當刺井者，以滎瀉之。」這是根據五行相生的理論，瀉「子」之氣，則「母」之氣必然向「子」轉移，故刺滎可以代替刺井。又〈七十九難〉曰：「《經》言『迎而奪之，安得無虛；隨而濟之，安得無實。虛之與實，若得若失；實之

力辯臟應為六（臟屬陰，陰數偶），腑應為五（腑為陽，陽數奇）；講一脈為「十變」的原因是五邪（五行）與剛柔（陰陽）的綜合結果（5×2＝10）；將積聚分為陰、陽兩種，再將積分為五類、並依五行方位定其性——肝（木）之積在左、心（火）之積在上、脾（土）之積在中、肺（金）之積在右、腎（水）之積在下，其病因也是因為病邪依五行相剋規律傳變，遇所剋之臟當「王」（旺）之時，邪氣不能繼續向下傳遞而留滯成「積」。凡此種種，均表現出對於五行的注重，以及對於五行與陰陽相結合的注重[27]。前面已然說過，言說運氣學說的七篇大論當產生於今本《黃帝內經》其他篇節之後，其中強烈地表現出要將五行與陰陽說融為一體的願望。就此觀之，與東漢時期醫學理論發展的時代特徵是一致的。

運氣學說的理論框架，無疑是由陰陽與五行來支撐的，但兩說的重要程度稍有區別。比較而言，五行學說的地位與作用更重

與虛，若有若無』何謂也？然迎而奪之者，瀉其子也；隨而濟之者，補其母也。假令心病，瀉手心主俞，是謂迎而奪之者也；補手心主井，是謂隨而濟之者也。」所引《經》言，見於《靈樞・九針十二原》。歷代注家均釋此為一種針刺手法，即按照經脈來的方向斜刺進針為瀉；順其走向進針為補，稱之為「迎隨補瀉」法。而《難經》作者又是依五行學說將其釋為「瀉其子」與「補其母」。

27 關於《難經》如何運用陰陽、五行之說於脈診、臟腑、腧穴、疾病等各方面，可參見拙著〈《難經》醫學理論的時代特徵〉，文載《中華醫史雜誌》1993 年第一期。

要一些。因為在運氣學說成立的時代，像宋明理學那樣以陰陽統攝五行的思想體系尚未形成，五行位尊於陰陽之上。所以在這些早期的運氣論著中，不管具體內容究竟講的是什麼，總要先冠以五行的大帽子。如〈天元紀大論〉開篇即言：「天有五行御五位，人有五藏化五氣」；「五運相襲而皆治之」；「五運終天，布氣真靈，總統坤元」等等。〈六元正紀大論〉雖然以講六氣為主，但仍不離「五運之化」、「五運宣行」等語。從推算形式上講，五運主時產生最早；爾後有鬼臾區據早期文獻《太始天元冊》將五運主時推衍到主歲，運氣學說才逐漸發展起來。而與地支、三陰三陽相配的六氣，雖然其中的「火」被改造成了君、相二火，在時序排列上也與五行的排列不同，但其本質還是與五行範疇密切相關的寒暑燥濕風「五氣」。因為無論是疾病的性質，還是自然氣候的特點，都需要用五行的分類模式加以表現。

如果推究唐以前運氣學說未見廣泛流行的原因，恐怕主要有兩點。首先，如果這類論著真是出自皇家天文機構中的醫家之手，則恐怕從一開始就屬金匱石室之祕寶，外人不易得見。而且自晉泰始三年開始禁星氣、讖緯之書後，歷代朝廷均多有相似禁令，私習天文是要殺頭的。第二個原因則應考慮到宋代以前雖然有各種醫學經典傳世，但在實際中醫家注重的是方藥等實用技藝。例如晉代名士皇甫謐認為今本《黃帝內經》「其論遐遠，然乘述多而切事少」，故「刪其浮辭」，只選與針灸療法密切相關的內容編成《針灸甲乙經》[28]。唐代王燾編撰的類似「全書」的大型醫學著作《外臺祕要》，對於被後世尊為醫聖的張仲景所著《傷寒雜病

論》，僅僅是採用了其中的方劑，而未見引用其理論性內容。醫學理論受到醫家的重視，乃是宋代以後的事情。這與理學興起後，學者們在思想意識上漸將原本歸於「百工賤業」的醫學視為「吾儒格物窮理之一端」；伴隨著知識分子日見增多，出現了一批具有較高文化素養的「儒醫」，以及統治者對醫學的重視等都有密切的關係。只有到了這時，《傷寒論》的六經辨證體系才成為臨床治療的指導原則；張仲景也在經歷了「亞聖」的稱號後，登上了「醫聖」的寶座；《傷寒論》再不被當作「方書」，成了「理、法、方、藥」齊備的「醫經」。而運氣學說也成了備受關注的醫學理論。

　　概觀宋以後對運氣學說的研究，其要有三。一是將七篇大論作為古聖遺言而大加闡發，硬是構成了一個完整的體系，使得七篇大論能夠相互發明、訓解，似乎唐以前原本就是按照如此複雜的體系去推算每年的運氣。官方的醫學考試，每卷必有「運氣一道」，要求考生能夠答出題中所給年分的「五運六氣所在、所宜，處方為對」，無疑對運氣學說的普及起了巨大的促進作用；編於明代的大型方書《普濟方》更是按照五運六氣臚列方藥——甲子一周六十年的處方都可在此查得。據清代醫家記載，醫界流行之諺為：「不讀五運六氣，檢遍方書何濟。所以稍涉醫理者，動以司運為務。」足見運氣學說在一些醫家頭腦中以及醫學理論中的地位。

　　其二則是從實證的角度予以批判：「當時聖人不過言天地之氣

28　《針灸甲乙經》的內容係採自《素問》、《靈樞》、《明堂孔穴針灸治要》三書，被譽為現存第一部針灸學專著。其編撰旨趣詳見該書〈自序〉。

運行旋轉如此耳，至於人之得病，則豈能一一與之盡合，一歲之中不許有一人生它病乎？」[29]《四庫全書總目提要》評汪機的《運氣易覽》云：「所云衍各圖，亦頗有發明。然治病自以脈證為主，拘泥司天、在泉，終無當於經旨也」；評董說《運氣定論》云：「治病者求之望聞問切，參以天時地氣，亦足得其槩矣。正不必辨無證無形之事也。」皆屬批判態度。

其三則是對運氣學說的改造。一些醫家或許是由於既不承認可以根據每年的運氣推斷疾病的屬性，又在思想意識上存在著對於古聖言論的絕對崇信，所以只能採取「六經注我」的方式賦予運氣學說新的解釋。享譽金元四大家的劉完素、張從正可謂這方面的代表。他們的基本主張是「有是證（症），則有是氣」——這實際上是徹底地將運氣學說改造成了病機學說。即不再遵守干支與運氣的配合，而僅僅是將「六氣」的屬性（風、寒、暑、濕、燥、火）作為疾病性質（病機）的抽象概念，據此言說疾病的治則。劉完素的代表作《素問玄機原病式》、《素問病機氣宜保命集》中所大談的「運氣」，皆是這種有其名而無其實的病機化了的運氣學說——因為其中基本沒有推算方法存在。

---

29 徐大椿，《醫學源流論》卷下〈司天運氣論〉，臺灣商務印書館影印《文淵閣四庫全書》，第七百八十五冊，第 673–674 頁。

三、科學與玄學——兩種錯誤的解釋

　　當代的中醫從業者，大多視運氣學說為玄中之玄，望而生畏。這是因為當代人過於注重從哲學的角度對中國傳統文化中的陰陽、五行學說加以解釋。即：陰陽的意思是說所有的事物均可一分為二，兩方面之間存在著既對立又統一、可以相互轉化的關係；五行是對事物屬性的一種劃分，相互之間存在著相生、相剋的關係，甚至極端唯物地將五行說成是「五種元素」。因而儘管學過中醫的人沒有不知道陰陽、五行的，但是很少有人知道在古人的頭腦中，陰陽本是實實在在存在於天地之間的「氣」，五行既是一切事物的基本屬性，又是構成萬物的本體（五德）；而且無論是陰氣、陽氣，還是五德，都是按照一定的規律（天道）運動著。同時，在他們的頭腦中，也和其他所有的人一樣，或多或少存在著一個「科學的宇宙圖像」，無論如何也不會有人認為天圓地方、「氣」按照「天道」運轉於天下地上的空間之中。如此自然很難理解運氣學說賴以存在的「宇宙」[30]模型。面對賈人居奇、標榜此道者的玄談，唯有自愧才疏學淺，尊敬有加。好在臨床治病，並非必須，故束之高閣，仰慕足矣。衣食於此道者的另一種表現

---

30 上下四方謂之宇（空間），古往今來謂之宙（時間）。運氣學說與如此涵義的宇宙構想確實具有密切的關係。

是抓住自然界氣候變化與發病有所聯繫的客觀事實,而言:

> 運氣是我國古代研究天時氣候變化,以及氣候變化對人體
> 發病影響的一種學說。它是以自然界的氣候變化,以及生
> 物體(包括人體在內)對這些變化所產生的相應反應作為
> 基礎,從而把自然氣候現象和生物生命現象統一起來,把
> 自然氣候變化和人體發病規律統一起來,從宇宙間的節律
> 上來探討氣候變化對人體健康與疾病發生的關係。[31]

這是「闡明」運氣學說之科學內涵的代表性意見,但這種解釋本
身並不科學。因為運氣學說所論述的並不是一年當中客觀存在的
季節、氣候變化,而是臆想的六十年一個週期的氣候變化。在這
裡,人體疾患和包括氣候在內的所有自然變化均是天地間運、氣
循環運轉的表象。也就是說醫家不必去觀察自然氣候的變化,不
必通過各種診察手段去瞭解某一患者的疾病屬性,只要知道某一
時段的「運氣所在」就夠了。儘管運氣學說的成立,可以說是「天
人合一」觀念在醫學中的運用,但這個「天」的概念並不是泛指
自然界,而是控制著自然界一切變化的「運」,這個更高一層次的
「天道」。即便是六氣,雖貌似言說陰陽之變化,但其運轉規律仍
舊是由「運」決定的,因而才會必然地按照六氣循環圈所規定的
方式與時間,穩步地、定時地向前推移。由此不難看出,以完全

---

31 程士德主編,《素問注釋彙粹》附二「五運六氣學說簡介」,人民衛生出
　版社,1982 年,下冊,第 532 頁。

是先驗的、機械循環的指導思想為基礎建造起來的運氣學說，在其構成中雖然移植了前此醫學中能夠反映氣候變化與人體發病客觀聯繫的內容（五行與四時相配，即主運），但其總體框架恰恰是處於前此之醫學「由經驗歸納上升成為理論」的對立面上。這就必然導致一部分具有懷疑精神、注重實證與經驗的醫家會在抽象肯定運氣學說的同時，對於其本質予以否定——僅僅是將六氣作為病機的抽象概念，將六氣間陰陽相互對立與制約的關係作為治療原則。這種沒有推算程式的「運氣學說」，雖然在形式上保留了運氣學說的名詞術語，但其實質性的內容已被悄然置換成「根據四診（望、聞、問、切）所見實證判定疾病性質」這樣一個合理的內涵了。

應該說無論是將運氣學說神祕化，還是將其科學化，都不是真正讀懂了運氣學說的表現。正確的研究方法只能是將運氣學說放在孕育它的文化、時代背景下加以考察。一般認為東漢時興的讖緯之學對運氣學說的產生具有極大影響。例如日人丹波元簡直言運氣學說是：「湊合緯、醫二書，所立正是一家」[32]。又有人指出：「五運」與「六氣」並稱可能起源於《易》緯，並在緯書與運氣論著間找到了許多相同與相似之處[33]。然而如果追問一句：讖緯又源出何處呢？恐怕就不太容易回答了。或又問：運氣之書既

---

32 丹波元簡，《醫賸・運氣》，人民衛生出版社，1955 年，第 15 頁。

33 王士福，〈五運六氣說起源的商討〉，《醫學史與保健組織》，1958 年，
　　(2)：127。

然與緯書有如是之多的相似、相同之處，是否也可稱之為緯書的一種呢？實際上，只要考慮到東漢以後讖緯之學的昌盛，經學大師亦為之撰注，或博采緯書以釋經，就不難想見當時的整個社會文化風貌。可以說，在科學史研究中，對於東漢時期的文化背景最應注意的就是當時出現了一種遠勝於西漢時期的、融《易》理與陰陽五行諸說為一體，輔以數位推演來解釋天地生成、政治人倫、萬物化生、物理之情的學術風尚與思維方法。運氣學說本身既是這種時代風尚的產物，同時也是構成這種時代風尚的一個組成部分。

最後，不妨借用方以智的哲學術語——交、輪、幾[34]，對運氣學說的體系進行一下概括：

1. 交（對立的相交）：天與地、陰與陽、動與靜相交——故有干與支相交，五運與六氣相交，主與客相交，司天與在泉相交等。
2. 輪（周而復始的運動轉化）：五運的循環、六氣的循環——故有歲運、主運、客運、主氣、客氣的推衍，以及五行的生、剋，六氣的勝、復。
3. 幾（徵兆）：「至數之機，迫迮以微。其往來可見，其往可追。敬之者昌，慢之者亡」（《素問·天元紀大論》）；「謹候氣宜，無失病機」（《素問·至真要大論》）。

運氣學說所要闡述的正是宇宙運動的德（本體）與道（規律），

---

34 《東西均·三徵篇》云：「交也者，合二而一也；輪也者，首尾相御也；凡有動靜往來無不交輪，則真常貫合，於幾可徵矣。」

以及醫家應該如何察知運動過程中顯露的徵兆（幾），並將其用於醫療實踐的問題。只不過因為運氣學說所闡述的這個「終極真理」完全是以「意」構建的，所以只能被束之高閣，獨享寂寞。

腳　氣──意想的風土之疾

　　據說「腳氣病」曾廣泛流行於包括中國在內的東方米食諸國；每年死亡人數，動輒數萬計[1]。其原因在於精製的米缺乏維生素 B1，由此導致下肢麻木疼痛、水腫，嚴重時侵犯心臟、突然死亡。然而每當我在醫史著作中讀到諸如此類的敘說，就不能不引起對一段往日生活的回憶，並由此引出種種的困惑。

一、親身經歷所引出的困惑

　　1969 年，成千上萬的北京「知識青年」來到了雲南省西雙版納的密林中。按照醫學書中所述腳氣發病的原因與條件，他們的生活環境完全具備了該病流行的條件：

1　朱洗，《維他命與人類之健康》，文化生活出版社，1950 年，第二版，第 83 頁。

1. 主食完全是米。只有在過年時，才會從很遠的地方運來一點
麵粉（每人一斤）。

　按：根據近代營養學知識，完全脫殼米的維生素 B1 含量較
　　　低，此乃腳氣病流行於東方米食之國的重要原因。

2. 由於副食極度匱乏以及勞動強度大，每人每月平均食米三十
～四十公斤。

　按：當碳水化合物的代謝增大時，肌體對於維生素 B1 的需
　　　求也隨之增加。這是造成腳氣發病的又一重要因素。

3. 雖然沒有檢測過當地米的維生素 B1 含量，但相信機械脫糠
的純淨度絕不會遜色於古代的手工操作。

　按：營養學家早已指出「由於機器的精碾，致米中含維生素
　　　的胚芽及外部的糠皮均被碾去」；1890 年荷蘭政府派到
　　　南洋群島的醫學研究員 Eijkman 觀察到以碾白米餵雞會
　　　產生「腳氣病」，並經實驗證實[2]。

4. 副食極度匱乏[3]。雨季通常是米飯和鹹菜，甚至鹽水；旱季
也經常只能吃到水煮的南瓜、洋白菜、酸菜。肉食大約兩月
一次。

2　L. J. Harris 著，張鴻鈞、孫岩森譯，《維生素的理論與實用》，上海科學
　技術出版社，1959 年，第 32、6 頁。

3　其原因在於：(1)水利施工單位，沒有自給自足的生產基地；(2)雖有少量
　菜地，但半年多雨，蔬菜生長困難；(3)雨季道路毀壞，交通阻斷；(4)伙
　食標準的制約，除購買米外，所剩無幾；(5)時值越戰期間，周圍農村的
　農副產品首先要滿足援外的需要。

按：並非以米為主食就一定會患腳氣病。因為維生素 B1 廣
　　泛存在於各類食物當中，故只要副食豐富即可從其他途
　　徑獲得補充。

5. 高勞動強度。由於完全是依靠肩挑手挖修建水庫，且受工程
　時限的制約，故勞動時間一般在十二小時，且亞熱帶的氣候
　高溫多雨，其甚達到連床腳都會長出枝葉的程度。

按：在這種環境下從事強體力勞動，肌體新陳代謝的加快可
　　想而知。

　　然而就是在這種飲食構成、季節氣候、勞動強度、年齡特徵等各
方面條件都能滿足腳氣發病要因——「維生素 B1 攝入不足、需
要增加」的情況下，成千上萬來自北方的知識青年苦幹數年，同
時建成水庫五座，卻始終沒有出現過一例腳氣患者[4]。倒是營養
不良性水腫極為普遍，並因此造成眾多的下肢潰爛，長期不癒。

　　所謂「親身的感受」還不僅於此。如果你在中國民眾中作一
個小小的調查，問問他們是否知道腳氣病，幾乎所有的人都會毫
不遲疑地回答：「知道」。但他們的理解又幾乎毫無例外地是就「腳
癬」（俗稱「香港腳」）而言。這種情況並非僅僅存在於一般民眾
之間，日本醫史學家真柳誠曾授我一在中國藥店購得的「腳氣水」，
其上竟赫然寫著「beriberi」（腳氣的英文名）。足見醫務工作者亦

4　需要說明的是，此間我作為水利四團團部衛生所的醫務人員，負責各營
　連每月的疾病統計，而且經常為周圍的民眾看病，但從未見到或聽說過
　此病。

對此病不甚瞭解。即便是年邁的醫史專家，如果沒有刻意研究過
腳氣的歷史，亦難免會有同樣的誤解。例如有人解釋敦煌卷子中
的「療腳氣方」為：「二藥合用治療腳氣，腳上生風毒瘡腫，共收
消腫解毒，殺蟲止癢之效。」⁵

　　然而無論如何，「腳氣」概念的混淆與本義的迷失，似乎不應
出現於老年人當中。因為有關著作普遍談到：腳氣病曾廣泛流行
於 30～40 年代的中國社會，此後因生活水平提高，腳氣病亦隨之
消亡⁶。但實際上，當代的中國百姓不論其年紀有多大，卻基本
都不知腳氣為何病。此與日本老人對於腳氣病的瞭解程度形成了
鮮明的對照⁷。此外，如果設定前述 30～40 年代的腳氣流行為

5　馬繼興主編，《敦煌古醫籍考釋》，江西科學技術出版社，1988 年，第
　　218 頁。當然，這裡存在著另一種可能。即作者以為該處所言「腳氣」
　　並非 beriberi，而是今日所言腳癬。

6　例如張鴻鈞、孫岩森在翻譯 L. J. Harriss 所著《維生素的理論與實用》一
　　書時，對於書中所言「腳氣病嘗流行於米食區域，例如日本……及中國
　　的一部分地方」，即特別加了「譯者注」（上海科學技術出版社，1959
　　年，第 37 頁），云：「指解放前；解放後由於政府的關懷及提倡營養，此
　　病已極少見」。《簡明不列顛百科全書》（中國大百科全書出版社，1985
　　年中譯本，第四冊，第 346 頁）亦將腳氣消亡的部分原因歸之於生活水
　　平提高。

7　據板倉聖宣《模仿的時代》（假說社，1988 年，上冊，第 7 頁）介紹，
　　日本人在談到「腳氣」這種歷史的疾病時，「稍上年紀者會想起：『醫生
　　要用木錘敲擊患者的膝蓋』；年紀再大一些的人會說：『腳腫得很大，很
　　快就變得不能走路』；而老年人則視其為可怕的疾病，『一旦腳氣攻心，

真,並相信此後的消亡是由於生活水平提高,那麼在本世紀 60 年代初,中國大陸連續多年嚴重的自然災害流行時,此病理應再度出現。因為眾所周知,此間民眾的生活水平已然降至極低,不僅蛋白、脂肪匱乏,就連碳水化合物亦得不到滿足。因而從理論上講,在這種情況下至少南方米食諸省應能見到此病流行,但實際上只有大量的浮腫、肝硬化等疾病出現,始終沒有見到腳氣病的蹤影。

如果再將目光延伸到整個中國歷史,圍繞著「米食」與「腳氣」密切關聯的解說,還會有更多的困惑。例如,作為水稻的主要栽培國,中國南方種植稻米已有幾千年的歷史,何以會在晉代突然出現這種疾病?「江南」與「嶺南」的稻作史,並無明顯的先後之分,何以最先記載此病的葛洪會說「先起嶺南,稍來江東」?宋代以後,水稻種植發展空前,何以此病鮮見,以致概念混淆?

看來要使上述種種困惑得到比較合理的解釋,首先需要弄清真正的腳氣病,即維生素 B1 缺乏症的流行狀況。如此才能進一步看清「腳氣」這個歷史病名的自身歷史。

數日即亡』;還會有人告訴你:『日俄戰爭時,數十萬的士兵患腳氣,數萬人因此而亡』等等」。

二、近代的腳氣病

　　自十九世紀末至二十世紀初，在經歷了一個科學發現的「必要漸進過程」後，人類始對維生素及營養缺乏性疾病有了基本正確的認識。因而選擇近代國人在此方面的研究與記載作為深入瞭解腳氣病史的切入點，應該說是一種較好的方法。在侯祥川所著《營養缺乏病綱要及圖譜》[8] 中，給出了一些二十世紀 30、40 年代一般民眾食物營養成分（參見表 1）及腳氣病之發病情況（參見表 2）的統計資料，對於準確把握腳氣流行的狀況極有幫助。

表 1　不同階層民眾每日維生素 B1 輸入量（原書表 9）

等　　別	調查時期	維生素 B1 輸入量（10^{-6} 克）	熱力輸入量（卡）	$\dfrac{\text{維生素 B1}(10^{-6}\text{ 克})}{\text{卡}}$
上海工廠工人	1935 年 5 月	539	2724	0.198
上海精巧工匠	1935 年 5 月	865	2679	0.319
上海某醫院職員	1935 年 4 月	1059	3200	0.331
南京殷富家庭	1934 年 11 至 12 月	1084	3184	0.300
南京小康家庭	1934 年 11 至 12 月	1056	2870	0.368
南京中等家庭	1934 年 11 至 12 月	804	2829	0.284
南京中等以下及貧苦家庭	1934 年 11 至 12 月	1138	2322	0.490

8　人民衛生出版社，1957 年版。以下所引統計資料，皆據此書。

北京中等家庭	夏季	1343	2901	0.463
北京西郊農戶家庭	夏季	1433	3139	0.457
北京大學學生	冬季	1421	3044	0.467
北京中學學生	春季	1118	2746	0.407
北京工廠工人甲	冬季	1179	3134	0.375
北京工廠工人乙	春季	1509	2889	0.522
北京某中等飯店顧客	秋季	1605	3000	0.535
河南商丘農林學校學生	1936 年 5 至 7 月	1312	3135	0.419
同上	1935 年 11 至 12 月	1507	3420	0.441
華北某三十個家庭	1922 年夏季	1333	2471	0.539
華中長沙勞動工人	1924 年 5 月	612	2998	0.204
華北六十七區農戶總平均	全年(1929–1932 年)	2075	3186	0.651
華中二十二區農戶總平均	全年	1215	3486	0.349
華南四十六區農戶總平均	全年	812	3364	0.241

　　表 1 反映出兩方面的情況。其一是維生素 B1 的攝入量。其中最低者為南方城市工人（上海、長沙），次則南京中等家庭和華南農戶。而南京「小康家庭」、「殷富之家」，以及上海的「精巧工匠」、「醫院職員」等皆無攝入不足的問題。其二是維生素 B1 與熱能的比率問題。按照 Cowgill 氏的理論[9]來看表 1 的資料，腳氣

---

9 侯氏在該書中指出：「根據 Cowgill 氏的理論，維生素 B1 與熱量的比率在 0.3 以下就要發生腳氣病。表 2（原書表 8）的結果說明，比率在 0.3

易發人群仍然主要是南方城市工人。

　　上述資料進一步加強了本文第一節中，那種源於切身感受而生的、對於古代腳氣史料詮釋的懷疑。例如，唐代醫家孫思邈在論述此病源流時所說：「自永嘉南度（渡），衣纓士人，多有遭者」、「近來中國士大夫雖不涉江表，亦有居然而患之者」[10]，歷來都是被作為經典之說廣加徵引。相信米食即會導致腳氣的史家對此的解釋大多為：「南渡後改食米，故多患腳氣；此後運河開通、南糧北運，則北方亦見此病」；謹慎者於此還會加以特別說明：「腳氣病並不是吃了稻米就會發生，而大多是吃了缺乏維生素 B1 的精米所致。」[11]然而上述資料恰恰可以說明，儘管精白米的維生素 B1 含量確實貧乏，但只要不是限定以此為唯一攝入食品，則並不會導致腳氣發生。正如表 1 所示，生活水平稍好的上海「精巧工匠」、「醫院職員」已無腳氣之憂，更不用說南京的「小康」、「殷富」之家。永嘉衣纓士人南渡後，或確變為以精米為主食，但卻沒有任何證據能夠說明他們不再飲酒食肉、或貧困潦倒到食無菜蔬的地步。又如在表 2 中可以看到，屬於「水稻、小麥區」的廬州、蕪湖、武穴等地，其 1934 年的腳氣發病率竟然低於屬於「小麥、高粱區」的濟南。看來吃米確實未必發腳氣。至於

以下者腳氣病的病發數較多，完全符合這種理論。」

10　《千金要方》卷七〈論風毒狀第一〉，人民衛生出版社，1955 年版，第138 頁。

11　詳見侯祥川，〈我國古書論腳氣病〉，《中華醫史雜誌》，1954 年，（1）：16。范行准：《中國病史新義》，中醫古籍出版社，1989 年，第 248、245 頁。

以「南糧北運」作為北方亦見此病的原因，就更顯得牽強。首先，
如同無法說明南渡之人的飲食結構會單一到唯以精米為食一樣，
北人開始食米同樣不足以構成腳氣流行的充分條件；其次，南糧
北運究竟在多大程度上改變了北方的飲食結構，更是甚可懷疑之
事。就我的經驗而言，樂於食米，不過是近一二十年發生在北方
年輕一代身上的事。對於父輩年齡的北方人來說，「米飯吃不飽」
（不習慣）乃是司空見慣的耳熟之語。而表 1 的資料亦完全可以
證實，事實上北方各地、各階層民眾的飲食皆不存在維生素 B1
缺乏的問題。凡此種種，皆說明腳氣病在中國的流行，並沒有想
像的那麼嚴重。而表 2 的資料似乎亦可證實這一點。

表 2　腳氣病病發數與維生素 B1 輸入的關係（原書表 8）

地　　區	腳氣病病發數（入院百分率）		維生素 B1（10^{-6} 克）卡
	（1933 年）	（1934 年）	
小麥、高粱區			
濟　　南	0	0.11	-
懷　　慶	0.04	0	0.813
歸　　德	0	0	0.801
保　　定	-	0.03	
天　　津	-	<u>0.01</u>	-
平　均		0.03	
33 地區平均			0.665
水稻、小麥區			
盧　　州	-	0.07	-
蕪　　湖	0.18	0.05	0.167
南　　京	0.20	0.22	-
上　　海	0.59	0.26	-

武　穴	-	<u>0.00</u>	-
平均		0.12	
22 地區平均			0.349
水稻、茶區			
南　昌	0.60	0.40	0.136
杭　州	0.18	0.23	-
德　安	-	0.14	0.280
長　沙	0.71	<u>0.23</u>	-
平均		0.25	
19 地區平均			0.218
西南水稻區			
昆　明	0.68	0.31	
11 地區平均			0.217
水稻兩穫區			
汕　頭	0.14	0.30	-
廣　州	1.22	1.42	-
鼓浪嶼	0.77	0.77	-
福　州	-	<u>1.59</u>	-
平均		1.02	
11 地區平均			0.239

　　粗略一看表 2 所載腳氣的發病區域，確有「腳氣大國」之感。但仔細觀察「病發數」一項，卻可發現除屬於「水稻兩穫區」的廣州、福州兩地外，其他各地的「入院百分率」皆低於百分之一，甚至不到千分之一！如此的「發病率」，實在只能稱得上是「偶見」。即便是廣州、福州，其入院率亦只不過在 1.5% 左右。以如此之低的發病數來說明一種疾病與飲食習慣之間的密切關係，似乎有些困難。因為還有其他原因，例如慢性酒精中毒、肝

腎病變等，亦可導致與缺乏維生素 B1 相同的病變結果——輔羧
酶生成減少，甚至完全沒有。

　　實際上，由於「白米維生素含量低 → 致使攝入不足 → 腳氣
發生」這一因果關係的實現，需要以「沒有其他攝取源」為必要
條件，因此腳氣流行大多是出現在一些特殊的生活環境中。例如，
明治初期僅吃米飯和鹹菜的日本海軍，在遠程航行過半後，總會
有大量的腳氣患者出現；即便是在「維生素 B1 缺乏症幾乎只見
於慢性酒精中毒患者」[12] 的西方國家，腳氣也同樣會出現在某些
船員和囚犯之中——如果只吃白麵包而不是全麥麵包[13]，但每日
食用白麵包的一般民眾卻從不患此病。此外一些有關腳氣病的統
計數字與實驗亦大多來源於監獄、精神病院或軍隊[14]，因為除了

12　《簡明不列顛百科全書》，中國大百科全書出版社，1985 年中譯本，第
　　四冊，第 346 頁。

13 L. J. Harris 著，張鴻鈞、孫岩森譯，《維生素的理論與實用》（上海科學
　　技術出版社，1959 年，第 36 頁）中介紹：1930 年，丹麥捕鯨隊的一艘
　　船上有五十一人患腳氣，原因是未食用全麥麵包；美國某監獄以白麵包
　　為主要食物，亦使犯人中出現了腳氣病。又，在「beriberi」病名由來的
　　多種解釋中，有一種說法為：源於阿拉伯語的 buhr（苦悶、喘息）和
　　bahri（船員），即因紅海的阿拉伯水手常患腳氣而得名。見山下政三，
　　《腳氣的歷史》，東京大學出版會，1983 年，第 24 頁。

14 例如，1905 年，W. Fletcher 在一精神病院進行食物實驗，僅攝白米者有
　　25% 患此病；H. Fraser 與 A. T. Stanton 在一鐵路工人勞動收容設施中進
　　行了同樣的實驗，獲得同樣的結果，論文發表於 1909 年。見 C. Singer
　　& E. A. Underwood, *A Short History of Medicine,* 引自酒井靜、深瀨泰旦日

動物,只有在這類特殊環境下,才有可能實現對飲食的有效控制。

　　具體到中國,近代的腳氣流行,實際上主要是發生在二戰前後這樣一個特殊時期,而且主要是在難民這樣的特殊人群中。侯氏之書的記述如下:

> 1937 年日本侵犯上海,很多受難人民每天食陳久的白米飯及少量鹹菜,在兩個月左右就發生了很多腳氣病患者。當膳食改良後(如增加了黃豆和赤豆),患者就漸減少。這可在附圖 8(略)看出:在 9、10、11 和 12 四個月內,在一個難民醫院、一個難民收容所、一個難童教養院內腳氣病病發數很高;當膳食改良後,病發數就逐漸降低。同時,在某普通醫院就診的一般市民,因沒有受到戰爭的影響,所以在一年之中腳氣病病發數與以前相同。

書中所示其他反映出腳氣問題嚴重的統計數字,其時間坐標也大多是集中在這一「非常時期」。例如,據上海前工部局衛生處統計:1936 年腳氣病例一百七十九人,1937 年為兩百七十八人,1938 年突增至一千一百人。又如某醫院 1934 年的門診腳氣患者為九十七人,1938 年卻激增到一千兩百八十八人,另有兩百七十三名住院病例。

　　科學的發展不僅認識到維生素與某些疾病的關係,不僅可以利用檢測手段與給藥實驗來判定根據症狀表現所做出的臨床是否

譯本,朝倉書店,1986 年,第 612 頁。

準確，還通過純粹的科學實驗——對健康者的維生素排泄量進行
檢測而瞭解到：許多毫無疾病表現的「健康者」，也存在著嚴重的
維生素缺乏問題。換言之，在維生素 B1 的缺乏沒有達到相當嚴
重的情況下，並不會造成腳氣病的普遍流行。這樣一來，本文開
始所言「種種困惑」中的一個方面——具備腳氣發病條件卻未發
病的問題，大致得到了一個最膚淺的解釋。

　　同時，當代的「腳氣」概念混淆與本義迷失，也就不再是一
個難釋其由的孤立現象。因為如果真正的腳氣病在相距不遠的過
去，確實廣泛存在於中國社會，那麼在國人當中，就理應對其具
有一定的認識；而不致在語言中出現將腳癬稱之為腳氣的問題（例
如日本就各有名稱，絕無混淆）。反之，從概念混淆、本義迷失、
視腳癬為腳氣這一現象，亦可證明真正的腳氣並不多見於近代社
會的一般民眾之中。然而如果這一解釋充分成立，則又必然會導
致上述「困惑」之另一側面的進一步加劇。即當腳氣發生對於飲
食條件的要求達到如此「苛刻」的程度時，我們是否還能相信古
代文獻中那些有關「腳氣」的記載？或者說，顧名思義地將腳癬
等與腳有關的疾病當成「腳氣」的歷史，是否僅限於近代？

三、中國古代的腳氣記載

　　雖然營養不足、維生素缺乏曾在極大程度上影響了國人的健

康與發育，但通過上述有關資料的介紹與分析可知，除生活於二戰前後這一「非常時期」中的若干「特殊人群」外，因維生素 B1 缺乏而引發的腳氣病並非十分嚴重。那麼，古代的情況又如何呢？儘管歷代醫學著作中多有關於腳氣的記述，但已有的研究卻足以說明：這一結論同樣適用於此前的時代。為避免數據臚列導致文章變得冗長、甚至是干擾思路，在此只選一兩位曾對這些記述做過詳細考察之學者的研究結論，以示其要。

首先，具有臨床經驗的日本學者山下政三在其所著《腳氣的歷史》中，對中國古代的腳氣病概貌，做出了如下歸納[15]：

1. 腳氣病始見於晉代 (265–420)。晉初或稍前，起源於嶺南地區（廣東省、廣西省、安南地區）的腳氣，逐漸向長江下游的南部地區蔓延。但為數稀少。

2. 西晉永嘉 (307–313) 年末，遷都南京後，始見腳氣多發。然直到南北朝 (439–589) 時代結束，江北仍全然不見。

3. 隋 (581–618) 至唐初 (618–?)，始越過長江、蔓延北方；唐代 (618–907) 廣泛流行於中國全境。這一擴展方向，與米食的普及相一致。

4. 北宋 (960–1127) 初期，雖可見腳氣流行，但多屬輕症。此後日見減少，因而出現了不解其義的醫家，導致腳氣病的概念隨之混亂。北宋後期的所謂「腳氣」，乃是各種腰腳痛、關節疾患。

---

15 山下政三，《腳氣的歷史》，東京大學出版會，1983 年，第 1–3 頁。

5. 南宋 (1127–1279)、元代 (1271–1368) 基本無腳氣。當時被診
   斷為腳氣者，大部分是腰腳痛、關節疾患之類疾病。

6. 明代 (1368–1662) 呈地區性散發，因而在某一局部可見對於
   腳氣認知的提高。但總體上還是或將腰腳痛、關節疾患視為
   腳氣，或將其與真腳氣混為一等，概念極為混亂。

7. 清代 (1662–1912) 基本無腳氣。相關醫學知識近乎闕如。但
   據說清末在沿海地區有若干輕症出現。

在另一位對東亞腳氣病做過專門研究的醫史學家廖溫仁所著
《支那中世醫學史》中，除強調「古無此病。周漢古籍所言腳之
種種疾病，如厥、痿厥、緩風、濕痹，䟲……流腫、痿躄等等，
僅是腳之麻痹、腫痛、軟弱或風濕性關節炎。中日諸家強釋為腳
氣，不當」之外，對於由晉至清之間，腳氣出現時間、盛衰曲線、
概念混淆狀況的論說，可謂與山下氏所見略同[16]。

要之，山下與廖溫仁兩氏的研究，不但如同其他學者一樣指
出了「在古代醫學著作的『腳氣』項下，混雜有種種其他疾病」
的問題，而且均注意到：儘管宋、元、明、清的醫學著作中不乏
腳氣之說，但實質卻是概念的混淆，真正的「腳氣病」基本不存
在。如將此與前述民國時期的情況聯繫起來，豈非前後一貫，更
可相互發明。

如此一來，前述困惑又得到了部分解決──宋代以後的問題
基本可以釋懷。但隨著外圍屏障的步步攻破，核心問題也就更加

---

16 廖溫仁，《支那中世醫學史》，科學書院，1981 年，第 386–388 頁。

毫無遮攔地凸顯出來──這個核心問題就是晉唐的「腳氣之疾」。
的確，就症狀描述而言，晉唐醫書的記載確實與腳氣病應有的表
現極為相近。因而不僅是一般望文敷衍者，就連毫不輕信「腳氣」
之名、敢於對宋代以來之腳氣記載做出近乎全面否定的山下與廖
溫仁兩氏，也都承認晉唐的腳氣記載是名實相符。並以「永嘉南
渡之後衣纓之士以米易麵」和「南糧北運」作為腳氣這一新鮮疾
病出現、並越過長江向北蔓延的原因。但是他們似乎沒有考慮到
宋代以來米食日漸普及，何以反無此病？以致出現概念混淆、醫
家不識的問題。因而按照嚴謹的邏輯推理，我們只能承認：

1. 晉代在嶺南與江南地區，出現了一種被當時醫家稱之為「腳
   弱」的疾病；唐代蔓延北方，並定名化為「腳氣」。

2. 其症狀特徵一如《肘後》、《千金》、《外臺》等所述，與過去
   習見之足部疾患有所不同。

3. 從臨床症狀的描述看，其病理改變為近代醫學所言「多發性
   神經炎」。至於這種名稱、臨床症狀，乃至病理改變皆與近代
   醫學所言「腳氣」相同的新疾病，是否因維生素 B1 缺乏而
   引起，則完全是另一個問題。

> 因為很多（營養）缺乏病的症狀與非營養性疾病的症狀相
> 類似，……所以在發現有某些症狀時，僅能大體地說：可
> 能是由於某種營養素缺乏所致。實際上，除了很少數的缺
> 乏症狀有特異性外，其它都是非特異性的，即是可以由其
> 它因素而發生的，要單獨地憑症狀來診斷往往有困難。

兩側對稱的多發性神經炎是腳氣病的症狀，但是患嚴重糖
尿病、傳染性神經炎或重金屬中毒等，都可以引起同樣的
症狀。[17]

醫史學家在論述晉唐醫學時，雖然總要談到「煉丹術」與「腳氣
病」兩個問題，但似乎無人注意到重金屬中毒的症狀會與腳氣相
同，並由此想到兩者間可能會有所牽連。

四、礦物藥中毒的問題

　　儘管神仙不死、服食煉丹之術的歷史，可以追溯到戰國、甚
或更早，但著眼於借助金石不朽之性、以求肉身永駐之觀念的產
生，卻相對而言要晚得多；雖然丹砂、水銀的利用[18]早已見於原
始人類與始皇的墓葬，但餌食之風的興起與隆盛，也需另當別論。
在陳國符先生所撰〈中國外丹黃白術考論略稿〉[19]中，給出了許

---

17 侯祥川，《營養缺乏病綱要及圖譜》，人民衛生出版社，1957 年，第 52 頁。

18 盧嘉錫、路甬祥主編《中國古代科學史綱》（河北科學技術出版社，1998
　　年，第 307 頁）云：中國「至遲在公元前七世紀春秋時代就開始利用水
　　銀了；至遲自戰國時代就開始人工煉製水銀」。「古代的煉汞法有低溫焙
　　煉法、下火上凝法、上火下凝法以及蒸餾法四種」；「最初的煉汞法可能
　　是低溫焙煉法，操作者易遭受汞中毒」。

多有助於瞭解這段歷史的重要提示，摘錄如下：

1. 丹即丹砂，即紅色之硫化汞。金丹者，丹砂而可制黃金者。金丹至唐代通稱外丹。

2. 我國之金丹術與黃白術，可溯源至戰國時代燕齊方士之神仙傳說與求神仙仙藥；蓋戰國時代先有神仙傳說與求神仙奇藥，及西漢始有金丹術與黃白術之發端也。

3. 西漢以丹砂製黃金（《史記‧封禪書》言李少君「事化丹沙諸藥齊為黃金」；《漢書‧淮南王安傳》云方術之士所作《中篇》「言神仙黃白之術」；《漢書‧劉向傳》載「吏劾更生鑄偽黃金」），但是否用以服食，史未明言，不可考。然劉向《神仙傳》載「任光，善餌丹」、「主柱，餌丹砂」、「赤斧，煉丹，與消石服之」，是西漢或西漢以前，已有餌丹砂者。

4. 《抱朴子‧金丹》述小餌丹方多種，皆用丹砂。故雖從葛洪所言「余問諸道士以神丹金液之事，……了無一人知之者。……或得雜碎丹方，便謂丹方盡於此也」可知：至晉代為止，金丹尚少傳布。但從餌食丹砂的角度觀之，卻並無本質區別。其主要成分皆為汞、砷和鉛。

5. 南北朝時，金丹術較晉代為流行。及唐代，外丹術乃臻極盛。唐梅彪《石藥爾雅》列「有法可造」之丹名七十種，「有名無法」者二十八種。蓋是時飛煉外丹，全國已成風氣。

6. 宋人之於外丹，多已不復置信；斥外丹黃白為邪術，專講內

19 收於陳國符著，《道藏源流考》下冊，中華書局，1963 年，第 370–437 頁。

丹。故自宋代起外丹乃衰降。及元明，外丹術衰微。

7. 葛洪二十四歲時往廣州，遂停南土，嘗由日南（越南之順化）
往扶南（柬埔寨與越南南部）。其後因所聞見，記晉代南洋產
砂之國，附於《太清金液神丹經》之後。咸和初，洪欲求丹
砂，又至廣州，止羅浮山而卒。

8. 伴隨著餌食金丹，中毒身亡的記載亦時有所見。此乃唐代之
後，外丹衰微的重要原因之一。

結合以上陳國符先生所述外丹興衰的梗概，對礦物藥中毒與腳氣
病之間可能存在的牽涉，產生出以下幾點看法：

首先，就第七條葛洪南行求丹觀之，嶺南無疑是產丹砂、水
銀之地。故在當地存在因餌食丹砂，或因製煉、生產水銀所致慢
性中毒的現象，當屬自然。葛洪至此，始見此等以肢體軟弱無力
為主要表現的多發性神經炎患者，於是有「腳弱之疾，先起嶺南」
之說[20]。爾後江南金丹漸興，服食中毒，乃必然因果。故若推測
衣纓之士南渡後必染此風、而有此等病證，似乎要比推測他們過
著食無魚肉、菜蔬、唯以精白米果腹而患腳氣，更為合理一些。

其二，古代的資訊交通不比當代如此迅速暢通。因而雖餌食
丹砂、製煉水銀所致中毒，必存在於葛洪之前，但囿於聞見所限，

---

20 據盧嘉錫、路甬祥主編《中國古代科學史綱》（河北科學技術出版社，
1998 年，第 311 頁）介紹，時至今日，貴州、雲南、湘西等地仍採用土
法煉汞。由此可見，「嶺南」確屬產丹之地。所不同者在於，如果出現中
毒所致多發性神經炎，不會有人再將其稱之為「腳弱」。

故記說之事往往多為身歷。間接經驗的綜合，在早期極為有限。

其三，除汞之外，鉛、砷中毒也是極需注意的問題。這是因為在外丹術中，視赤色的丹砂為「陽」，黑色的鉛為「陰」——陰陽相濟，才能「合得至寶」[21]。「鉛與汞是金丹術中的雙翼，幾千年的研究都以鉛、汞為主要對象。鉛的發現更早於汞。」[22]同樣，砷的使用也很普遍。現代醫學著作在談到腳氣病的鑑別時，特別強調了與鉛、砷中毒的鑑別。就鉛中毒而言主要有以下三種情況，鑑別要點在於：

1. 絞痛型——疼痛在腹部的臍下區，屬陣發性，喜按，嘔吐，便秘。

2. 癱瘓型——肌肉疼痛痙攣，隨後呈癱瘓。以常用肌肉為顯著，如腕指、腓腸，成垂腕、足垂。

3. 腦病——頭痛、記憶減退、失眠、耳鳴、幻聽、譫妄、激昂或憂鬱。

而砷中毒時：「與鉛中毒多相似。顯著的感覺障礙為與肌萎縮性脊髓側索硬化症及鉛中毒的區別點。」[23]就此觀之，恐怕首先不得不承認礦物藥中毒與腳氣的症狀表現，實在是相同甚多——即便

21 王璡，〈中國古代金屬化合物之化學〉，載於王璡等著，《中國古代金屬化學及金丹術》，中國科學圖書儀器公司，1957 年，第 11 頁。

22 曹元宇，〈中國古代金丹家的設備和方法〉，載於王璡等著，《中國古代金屬化學及金丹術》，第 68 頁。

23 上海第一醫學院，《實用內科學》，人民衛生出版社，1959 年，第五版，第 396、401 頁。

是「鑑別要點」，也談不上涇渭分明。蓋因兩者的實質性病理改變皆是多發性神經炎。其次，毋寧說古代醫學文獻中描述的腳氣症狀，有很多與礦物藥中毒的症狀更為相似。例如，《千金要方》論腳氣見症時所說：「有腳未覺異，而頭項臂膊已有所苦；有諸處皆悉未知，而心腹五內已有所困」；「或見食嘔吐、憎聞食臭，或有腹痛下痢，或大小便秘澀不通」；「或精神惛憒，或喜迷忘、語言錯亂」；「或覺轉筋，或百節攣急」；「或小腹不仁」[24]等等，或較之「先見下肢痿軟無力、腓腸肌疼痛」為主要症狀的腳氣病，更接近於上述礦物藥中毒的某些特徵。

其四，唐代金丹風行全國之前，北方雖早有服石之風，但流行的主要是五石散。其主要成分為鐘乳石、白石英、紫石英、赤石脂與硫磺，不含最易引起多發性神經炎的汞、鉛等重金屬[25]。從醫學著作的記載中可以看到，服用五石散後最主要的症狀表現是燥熱難耐，需寒食、寒飲、冷水洗浴，故五石散又稱「寒食散」；此外則是因各種瘡癰之症，奪人性命。因而是否可以考慮：恰是隨著含汞、鉛之劑的外丹北越長江、風行全國，以汞、鉛為代表之重金屬中毒的多發性神經炎病症，也才殃及中原的士大夫。

其五，史書中雖不乏對於中毒現象的認識，但畢竟是以急性

---

24 《千金要方》卷七〈論風毒狀第一〉，人民衛生出版社，1955 年版，第138 頁。

25 但也有人推測五石散含礜石（一種含砷礦物），理由是上述「五石」並無劇毒。詳見王奎克，〈「五石散」新考〉，收於趙匡華主編，《中國古代化學史研究》，北京大學出版社，1985 年，第 80 頁。

中毒（短期內死亡）和顯而易見的體表徵象（瘡癰發作）為主。例如，《宋書》載劉亮服丹後，「心動如刺，中間便絕」；《華陽陶隱居內傳》記衡山道士鄧郁之「餌之而死」；《魏書·釋老志》云魏太祖令「死罪者試服之，多死無驗」，但卻將原因歸於服丹「非其本心」；常被引用的趙翼《廿二史箚記》所述唐太宗、憲宗、穆宗、敬宗、武宗、宣宗，及臣下杜伏威、李道古、李抱真的服丹之害，皆是中毒致死；諸書所載某人服丹、「白日升天」，亦是急性中毒所致迅速身亡。此外則是服丹後「眉髮立墜頭背生瘡」、「患疽致死」的描述[26]。而對於慢性中毒，則少見論述。換言之，由於認知水平的制約，尚未能在慢性中毒之「果」與服丹之「因」間，建立起認識上的聯繫。致使將慢性中毒的表現，視為與丹藥無關的獨立疾病。

總之，上述外丹興起於晉代、歷南北朝而大盛於唐，宋元之後內丹走俏而外丹衰微、逐漸演變成外用藥的「時間坐標」，與腳氣興衰的曲線可謂大致吻合。如果摘掉「米食必致腳氣多發」這副有色眼鏡，則恐怕很難認為這種吻合純屬偶然。

此外，由於在有關腳氣病的較早全面性記述，即唐代醫家孫思邈之《千金要方》的論述中，談到此病出現後，嶺表江東有釋門中人支法存、仰道人等「偏善斯術」；「又宋齊之間，有釋門深

26　對於魏晉以降，外科瘡癰著作的迅速發展，史家多以為與服石中毒具有密切關係。詳見趙璞珊論〈服石與外科發展——兼論「劉涓子鬼遺方」〉（氏著，《中國古代醫學》，中華書局，1983 年，第 77–80 頁）。

師，師道人述法存等諸家舊方，為三十卷。其腳弱一方，近百餘首」；《外臺秘要》「礌砂牛膝三物散」下記：「蘇恭《腳氣方》云是婆羅門法」，因而使人考慮到：腳弱（或腳氣）這一新病名的出現，是否會與佛教傳入的時代背景有關？即是否存在西域醫術影響的問題[27]。沿著這條思路，又發現「在西方文獻中，最早記載此病的是 Jacob De bondt (Bontius) 之《印度醫學》(*De medicina Indorum,* 1642)」[28]。但當我以為會在古代印度醫學文獻與專講佛教醫學的著作中，找到類似的病名或記述時，卻竟然一無所獲。這說明，儘管晉唐時期確實存在西域醫學知識的傳入，而且我們對其諸多影響至今仍可謂「知之甚少」[29]，但僧醫對「腳弱」之疾的認識與治療方法，卻未必簡單到直接源於西域醫學知識。因

27　例如范家偉〈東晉至宋代腳氣病之探討〉(《新史學》，1995 年，6 (1)：155）即依據這兩條資料談到「西域醫術影響」的問題。而我在〈江戶時代の腳氣について〉(《日本研究》第十四集，1996 年，第 103 頁) 一文中亦對此表述了完全贊同的意見。

28　C. Singer & E. A. Underwood, *A Short History of Medicine,* 引自酒井靜、深瀨泰旦日譯本，朝倉書店，1986 年，第 612 頁。

29　季羨林序《饒宗頤史學論著選》(上海古籍出版社，1993 年，第 19 頁) 感慨：「中印文化交流關係千頭萬緒。過去中外學者對此亦有很多論述。但是，現在看來，還遠遠未能周詳，還有很多空白點有待於補充。特別是在三國至南北朝時期，中印文化交流之頻繁、之密切、之深入、之廣泛，遠遠超出我們的想像。在科技交流方面，我們的研究更顯得薄弱，好多問題我們基本沒有涉及。……我深深感到，我們在這些方面的知識何等淺陋。」

為大多數僧醫生長在中國，雖其社會身分為「僧」，但所掌握與使用的醫學知識、治療技術卻源於「漢」。因而我現在對僧醫善治「腳弱」的問題，另有一解：

據《隋書・經籍志》載，魏晉以來有釋道洪撰《寒食散對療》一卷、釋智斌撰《解寒食散方》二卷、釋慧義《寒食散雜論》七卷。雖不可言多，但在書志所載數量極為有限的釋家醫方中，仍可謂十分醒目。佛教徒行醫術，本兼有弘教之目的，故於中國傳統的神仙方術自然要形成抵觸與較量。「靈帝崩後，天下擾亂，獨交州差安，北方異人咸來在焉，多為神仙辟穀長生之術，時人多有學者，牟子常以五經難之，道家術士莫敢對焉」[30]。可見佛教徒是站在神仙方術的對立面上，因而一些僧人撰「解散」方書、從事服石之疾的治療，或許含有超出一般醫療行為的用意，應進一步從佛道兩家對立的角度深入思考。

五、腳氣病史的研究

綜上所述不難看出，在腳氣病史研究中存在著兩個重要的問題。一是如果我們放棄了已成「定論」的「白米病因說」；並承認

---

30 牟融，《理惑論》。據梁釋僧佑撰《弘明集》卷一，四部叢刊初編縮本，第 8 頁。

僅僅依據症狀描述，實難判斷歷代文獻記載於「腳氣」病名項下
之疾病的性質，那麼真正的「腳氣病」的流行狀況究竟如何？其
二則是當這一病名成立時，其性質是否為「真腳氣」，抑或是在某
一歷史時期才出現了概念的混淆與本義的迷失？這些顯然都是醫
史研究，特別是疾病史專題研究所應回答的問題。然而迄今的中
國腳氣病史，在這兩個關鍵問題上展現的實在是一幅令人疑惑叢
生的圖畫。問題的產生，顯然與「繪圖方法」具有密切的關係。
因而我願在就這些問題做進一步探討的同時，順便借題發揮地談
談醫史研究中的一些問題。

　　首先是「真腳氣」流行史的問題。眾所周知，絕對忠實地再
現過去，對於史學的任何一個領域來說都是不可能的。歷史的真
實面貌永遠都不會像史書中所記述的那樣簡單。而這一點在疾病
史中的嚴重程度，大概可以說名列前茅。其原因在於生命現象（疾
病也是一種生命現象）的複雜程度，在自然界中位居榜首。腳氣
病具體來說，由於具有相同病理改變與臨床表現的疾病有多種（如
梅毒、白喉等各種感染，酒精中毒、妊娠、糖尿病、肝腎疾患、
礦物藥，都能引發「多發性神經炎」；此外還存在著家族性與原因
不明的「慢性進行性多發性神經炎」），因而即便是對於現代醫學
來說，其鑑別診斷也是一件非常困難的事情；而對於古人來說，
易於混淆的疾病就更多了，例如風濕病——不僅與腳氣病同樣具
有肌肉、關節病變，而且還有腳氣病中所強調的「沖心」之症（心
臟病變）。因此在探討「真腳氣」的歷史時，我們只能客觀地說：
以近代的實證資料為依據，中國歷史上確實存在著真正的腳氣病；

但其存在的歷史並非簡單到古今一脈、但見腳氣之名，即有腳氣
之實的地步。

　　然而這種實事求是的結論定然不會令「以記述科技成就及其
發展變化為己任」的科學史家感到滿意。其原因在於：科學史研
究，出於這一學科自身概念與定義的需要，總是在有意無意地挑
選那些符合「近代科學」、具有「科學價值」的歷史事件加以描
述，藉以說明歷史上的發明與發現、以及相關的人物如何偉大。
若僅止於此，問題倒也不大，要命的是以近代科學知識強釋古人。
例如在腳氣問題上，堅持將《千金翼方》中的「穀白皮」說成是
「穀白皮──即較細糠秕」，用以說明古人對病因早有正確認識、
並有完全符合近代營養學的治療方法[31]，即是一例。另一方面，
雖然科學史也是一種歷史學，但較一般史學更多地具有科學哲學
的味道，總是在試圖解釋科學認識發展的連貫過程。因而往往會
不自覺地出現不適當地「構建歷史」的傾向──即通過淡化不利
因素，把原本十分複雜的問題，簡化為一個單純的問題；有時還
需在斷裂的史料記載間增入一些鏈接成分，從而完成一個系統的
解釋。與此同時，由於一般史學家難免缺乏對於自然科學專業知
識的足夠瞭解，所以通常總是借助專科史的研究成果來進行自己

31　馬伯英，《中國醫學文化史》，上海人民出版社，1994 年，第 569–570
　　頁。范行准氏早已指出：「此予友李君失檢致一再誤傳也。穀，非穀也。
　　穀亦稱構，古多與楮為一物……乃高二三丈之落葉喬木」。見核堂：〈醫
　　史厄言・腳氣〉，《醫史雜誌》，1948 年，（3・4）：37。

的社會史研究（例如在「南北移民」的研究中，引用有關腳氣之疾的論說）。在這種情況下，如果基礎出了問題——專科史的所謂研究成果並不正確，那麼建立在此基礎之上的「大廈」將會如何，自然可想而知。

其次則是腳氣病名成立時的性質問題。於此我們既可看到近代中國假日本之徑學習西方醫學的歷史，亦能看到其對中國醫史的影響。

本文第一節曾經使用「腳氣概念的混淆與本義迷失」的說法，當時是將「腳氣」作為維生素 B1 缺乏症的病名來使用的。然而在經過二、三、四節的論說後，如果還要使用這一說法，那麼就只能更加嚴格地將腳氣的「本義」釋為：「具有晉唐醫書所述症狀的那種疾病」；而所謂「概念的混淆與本義的迷失」，也只能是針對宋代以降，醫家不識腳氣為何、望文生訓的現象而言。因為「腳氣」與 beriberi 的對譯，釋其病因與飲食結構相關，進而闡明本質是「維生素 B1 缺乏症」，乃是在日本海軍軍醫高木兼寬及西方學者，分別對流行於近代日本海軍中和南亞諸國的「真腳氣」進行獨立研究之後才逐漸形成與明確的[32]。實際上，直到本世紀 20 年代中期，「腳氣 = beriberi = 維生素 B1 缺乏症」這一腳氣「概

---

32 在此之前，儘管「真腳氣」在日本十分猖獗，但「腳氣」同樣是一個「歷史的病名」、一個完全依據臨床症狀而不問病因為何的病名。概言之，凡見「沖心」之症（或肢體症狀），即名之曰「腳氣」，而不管引起上述症狀的原因是真腳氣，還是梅毒性心臟病、膽道蛔蟲、或其他。詳見拙著〈記載與詮釋——日本腳氣病史的再檢討〉。

念」都未在當時的中國醫界占據主導地位。例如，1924 年內務部
為派代表參加涉及腳氣等地區性流行疾病的國際醫學會議，致函
中華民國醫藥學會，云：

> 查腳氣病，為吾國南方數省，時有發生，北省次之。究因
> 為何發生，有何防止方案，亟需互相討論。[33]

說明既不知病因，也不知治法。至於病名，顯然不過是在接到邀
請函後，照本宣科。又如 1925 年的醫學論文，還將脊髓灰質炎
（小兒麻痹後遺症）稱為腳氣：

> 腸「梯扶斯」及巴拉「梯扶斯」等經過之中，所謂併發症
> 腳氣者，致其預後不良或既治癒之後，亦使遺有下肢運動
> 及知覺麻痹，永不得自由步行諸憾事，頗為多覩。
> 復披覽外國文獻，多發性神經炎之併發於腸「梯扶斯」者，
> 亦多有記載。[34]

「梯扶斯」即「チフス」（傷寒）；「巴拉」乃「バラ」（薔薇），巴
拉「梯扶斯」即瘢疹傷寒。值得注意的是，古代醫書言「傷寒後
發腳氣」，即發熱數日後見下肢麻痹，與此相似。再看一個稱鉛中
毒為腳氣的例子：

---

33 〈內務部致中華民國醫藥學會函〉，《民國醫學雜誌》，1924 年，(10)：25。
34 謝寶賢，〈「梯扶斯」樣病及腳氣〉，《民國醫學雜誌》，1925 年，(5)：262。

> 患兒，四個月，人乳營養
>
> 既往症：一月前精神不爽，時呈嘔吐無熱，綠色黏液樣下
> 　　　　痢，來院求治。
>
> 現在症：下腿浮腫，膝及阿細雷斯腱反射（－），胸壁連珠
> 　　　　著明，當即就乳兒腳氣之診而加療焉。
>
> 不數日浮腫盡消，及一星期後則見嘎聲，由耳鼻咽喉科之
> 檢查，又證明左側回歸神經麻痺，故乳兒腳氣診益確，但
> 至入院後十八日，四肢漸呈痙攣……
>
> 患兒母體檢查：皮膚鉛反應（＋＋）
>
> 診斷：腦膜炎，乳兒腳氣及佝僂病。
>
> 此病之原因實由於鉛中毒，來源：母體之化妝品。[35]

有意思的是，此例的報告者為日本醫生，但他卻將自己明言「病因實為鉛中毒」、只是臨床症狀為多發性神經炎的這個病例診斷為「腳氣」。結合上述脊髓灰質炎之例觀之，看來直到此時「依據肢體症狀的腳氣診斷」仍舊不衰。這位日本醫生還講述過另外一例「腦型乳兒腳氣」[36]，但兩例均未言明是在中國，抑或是舊日在日本的經驗。1940 年，有余惠民氏以維生素 B 劑治療一例腳氣的「實驗報告」[37]。以上就是我查閱手邊可得之這一時期的《民國

---

35 稻葉逸好，〈所謂腦膜炎乳兒腳氣及佝僂病〉，《民國醫學雜誌》，1926
　年，(10)：408。

36 稻葉逸好講，王有綱記，《腦型乳兒腳氣》，《民國醫學雜誌》，1926 年，
　(11)：453。

醫學雜誌》，所獲有關腳氣的記載。雖然沒有時間去詳查所有的雜誌，但從相關文章的數量、及這些報告皆屬「一例」，即可推知其發病頻度。更何況這難得的幾篇報告還不都是「真腳氣」。

　　恰因此時醫學領域中出現了 「腳氣＝beriberi＝維生素 B1 缺乏症」的新知識，所以在史學性論述中也就自然而然地出現了相關文章[38]。於是這一伴隨著醫學發展才出現的病名「新義」，便被說成了是晉唐腳氣之名的「本義」。科學史研究領域中「成就派」的看家本領——發明權之爭，於此亦有表現。例如耿鑒庭云唐代元稹 (779–831) 詩中「短腳知緣舊施春」一語，與黴米致腳氣說類似、譯作「我知道你的腳病？是因為吃了舊日人家布施的陳米。」又就教其師丁福保老先生，得覆示：「這樣解釋，一點不錯。」故謂：中國人言「黴米致腳氣之說，較鈴木梅太郎之發明，尚早一千餘年」[39]。然范行准以為其解詩有悖本義。同時另據唐初孟詵言黍米：「不得與小兒食之，令不行。若與小貓食之，其腳便局曲不正；緩人筋骨，絕血脈」，而將「食白米而致腳氣」的認知時間又提前了數百年；並說：「苟鈴木諸人先能參此文獻，或能

37　余惠民，〈「惟皮革新」Vibixin 治療腳氣之實驗〉，《新醫藥刊》，1940 年
　　9 月，第九十四期，第 54 頁。

38　據中國中醫研究院編《醫學史論文資料索引 1903–1978》，此間可見陳邦
　　賢〈中國腳氣病流行史〉(1927)，廖溫仁〈腳氣病療法之歷史的研究〉、〈東
　　洋腳氣病理之歷史的研究〉(1929)，汪淑子〈腳氣病與名人〉(1931)，湯
　　慕殷〈腳氣病考〉(1940)，傅剛〈腳氣病概論〉(1941) 等文章。

39　耿鑒庭，〈元稹的詠病詩〉，《醫史雜誌》，1948 年，(3・4)：24。

早悟其因，而維他命發現權自可拔蠱先登矣」[40]。其後，侯祥川更是盛讚「我國先人對腳氣病的發現遠早於其他國家。在比較可靠的記載裡，《左傳》與《詩·小雅》在西元前 544 年即已記載此病」；「並有很多經驗符合於現代腳氣病的科學理論」[41]。直到今日，言及中國的「世界第一」時，亦多要談到此事[42]。

　　但從另一方面講，也並非所有的人都如此看待中醫的腳氣病名。例如俞爾科為《中國大百科全書》所撰寫的「腳氣」詞條，就採取了比較慎重的態度：首先，沒有將腳氣等同於 beriberi，而是譯作 weak foot；其次，在症狀描述後，雖言「此病即西醫的腳氣病。」但又說：「包括維生素 B1 缺乏，以及營養不良、多發性神經炎等疾病。」再者，在病因和治則上，採用了傳統的外感、內傷說，及利濕、調和氣血法，只是在最後提到：「應多食粗糧、瓜果蔬菜，不宜單食精製的大米和麵粉」[43]。值得注意的是，這種觀點作為《大百科全書》的詞條，是要經過編委會審定的，因而與一般論文不同——所代表的並非一己之見。然而遺憾的是，很難看到有人注意、接受這樣的觀點。就像人們樂於相信「華佗可行剖腹手術」，而從不理睬對此的懷疑與考證；樂於接受「對於

---

40 核堂，〈醫史厄言·腳氣〉，《醫史雜誌》，1948 年，(3·4)：37。

41 侯祥川，〈我國古書論腳氣病〉，《中華醫史雜誌》，1954 年，(1)：16。

42 例如蔡景峰所著，《中國醫學史上的世界紀錄》，湖南科學技術出版社，1983 年，第 92 頁。

43 《中國大百科全書·中國傳統醫學卷》，中國大百科全書出版社，1992 年，第 203 頁。

藥物的認識都是來源於生活經驗」的說教，而無意深究巫術式思維方式的重要作用一樣。這種現象的普遍化，除了前述研究者自身的原因外，還在於就一般民眾與社會宣傳媒體而言，對於歷史問題的解說，只有與當代一般科學知識、思維方式相吻合時，才能被理解、被接受。就像高深的佛理只有被「世俗化」為：念一句「阿彌陀佛」即可往生西方淨土時，才能獲得廣大的信徒。

　　儘管上述有關腳氣問題的研究，已然顯得十分複雜、頭緒萬端了，其實還遠遠不夠。例如，我們尚未涉及腳氣發病率的高低，是否與人種、民族有關的問題；既然腳氣的基本病理改變是多發性神經炎，自然就與神經系統具有密切的關係，那麼所謂「非常時期」的腳氣多發，除飲食條件外，是否與精神因素有關？城市與鄉村，在飲食結構基本相同的情況下，城市多發，這與空氣等種種其他因素是否有關？……

　　站在這樣一個中間地帶，靈魂中「屬陽」的一半欲罷不能地試圖深入、深入、再深入，將腳氣，不，將醫學史中的每一個問題都搞清楚；而「屬陰」的另外一半靈魂卻總是在說：「這有什麼用呢？文字遊戲！你們的所謂學問，不就是在古書今作中抄來抄去嗎?!」——這其實不僅僅是我靈魂中的自我矛盾，實乃發生在許許多多科學史工作者，以至史學研究者家中的夫妻、父子間的真實對話。難道科學史也需要做一點「世俗化」的改造，才能被理解、被接受嗎？因「親身感受」而產生的對於腳氣的種種困惑，通過上面的辨析，大致可以解決；而因治科學史之「親身感受」所產生的種種困惑，又當如何解決呢？

性命雙修——道家養生之意

　　中國古代各種哲學思想均程度不同地對中醫理論體系的形成有所影響。比較而言，道家思想的影響尤為重要。但當前對醫、道二者關係的一些評述卻不甚正確。如有人認為「醫學之有陰陽五行之說，原由道家滲入」，並以為具有這些古代哲學思想內容的醫學理論體系乃「道家新創之醫說」[1]。也有人逕以「《老子》的醫學思想」、「《莊子》的醫學思想」為題而大加闡發[2]。這種明顯有悖於老、莊道家思想本意的看法，雖不能代表一般科技史家與史學家的普遍看法，但以為追求長生不死乃是道家宗旨之一，因而開創了中醫養生學的觀點，卻是極為常見的。其實這種觀點只是未能正確把握道家思想精髓而產生的一種偏見，不足以說明道家思想與中醫養生學之間的關係，及其對於中國古代醫學理論體系發展的影響。茲就此試加辨析。

1　劉伯驥，《中國醫學史》，臺灣華崗出版部，1974 年。
2　李良松，《中國傳統文化與醫學》，廈門大學出版社，1990 年。

一、道家生命觀

　　一般認為道家思想的特徵之一，是幻想通過各種養生修煉而達到長壽不死，「因而開創了中醫養生學」[3]；或從考察養生學源流的角度說：「壽命的無限延長說，即源自哲學特別是老莊學說。」[4]著名的中國科學史家李約瑟在其《中國科學技術史》中強調指出：「道家思想乃是中國的科學和技術的根本」，研究道家思想體系「對於瞭解全部中國科學技術是極其重要的」。但他也同樣認為：「道家思想從一開始就迷戀於這樣一個觀念，即認為達到長生不老是可能的」；「道家迷戀於肌肉堅實、膚色豐美的青春，他們相信可以找到能夠用以遏制衰老過程或返老還童的技術。」[5]可見，李約瑟乃至許多科學史家都自然而然地將追求不死成仙的思想和服食、導引、房中、行氣等各種具體養生方法的起源歸之於道家和道家思想體系。

　　然而如果我們認真考察一下先秦道家對於「壽命生死」問題

3　《中國醫學百科全書‧醫學史卷》，第 33 頁。

4　《中國大百科全書‧中國傳統醫學卷》，第 558 頁。

5　李約瑟，《中國科學技術史》第二卷，科學出版社‧上海古籍出版社，1990 年，中譯本，第 154 頁。

的看法，就不難發現上述觀點並非道家宗旨。在《老子》中，雖然沒有直接討論人的壽命生死問題，但從其一切均不得違反自然規律的宗旨觀之，是不可能相信長生不死的，即所謂：「飄風不終朝，驟雨不終日」；「天地尚不能久，而況於人乎？」[6] 而成書於其後的《莊子》，對於生死乃自然規律這一點，則有較明確的說明，如：「終其天年而不中道夭者，是知之盛也」；「死生，命也。」[7]；「生之來不能卻，其去不能止。」[8] 在《莊子》借寓言、故事闡發道家思想的表現形式中，雖然提到壽限「上及有虞，下及五伯」的彭祖；在南伯子葵與女偊的對話中有「子之年長矣，而色若孺子，何也」[9]；肩吾聞於接輿言：「藐姑射之山，有神人居焉，肌膚若冰雪，淖約若處子」[10] 等等，但不能將這些描述作為道家追求長生不死的例證。因為道家引用這些故事傳聞，目的在於說明凡事不可刻意追求，即所謂：「世之人以為養形足以存生，而養形果不足以存生，則世奚足為哉？」[11]。另外，《莊子》在以封人與堯之名寫成的對話中，更加明確地表達了道家「不知說（悅）生，不知惡死」，方為「真人」的思想：

---

6 《老子》第二十三章。

7 《莊子・內篇・大宗師》。

8 《莊子・外篇・達生》。

9 《莊子・內篇・大宗師》。

10 《莊子・內篇・逍遙遊》。

11 《莊子・外篇・達生》。

> 封人曰：「壽、富、多男子，人之所欲也。女獨不欲，何
> 邪？」堯曰：「多男子則多懼，富則多事，壽則多辱。是三
> 者，非所以養德也，故辭。」[12]

類似的言詞還有許多，但均說明了一個事實，即先秦道家作為一種富含哲學內容的思想體系，不僅原本不存在追求長生不老、得道成仙的思想，而且與這種思想還是相互對立的。道家關於養形不足以存生的見解，或「方生方死，方死方生」[13]等關於生命現象的闡說，並不僅僅在於要人們懂得追求不死成仙的荒謬，而更重要的是借助「死生」這一最能反映自然規律無法抗拒的事實，去說明自然規律和「道法自然」的思想宗旨。

　　道家是主張「保身」的，但這一概念同樣不包含追求長壽的涵義。《莊子》曾以舜讓天下於子州支伯，而子州支伯卻以「予適有幽憂之病，方且治之，未暇治天下也」卻之，和子華子以「兩臂重於天下」勸昭僖侯莫爭鄰國之地等事例，說明「此有道者之所以異乎俗者也」，「能尊生者，雖貴富不以養傷身，雖貧賤不以利累形」，不可「見利輕亡其身」[14]的價值觀念。

　　若參之以《韓非子·顯學》中有關「身」與「壽」的議論，則更能清楚地看到這兩個概念的差別：

12　《莊子·外篇·天地》。

13　《莊子·內篇·齊物論》。

14　《莊子·雜篇·讓王》。

今或謂人曰:「使子必智而壽」,則世必以為狂。夫智,性也;壽,命也。性命者,非所學於人也。而以人之所不能為說人,此世之所以謂之為狂也。

今有人於此,義不入危城,不處軍旅,不以天下大利易其脛一毛,世主必從而禮之,以為輕物重生之士也……今上尊貴輕物而重生之士,而索民之出死而重殉上事,不可得也。

儘管在言及「保身」思想時,必須要考慮到楊朱學派的影響,以及《莊子》外篇、雜篇的一些內容是否出於後學之手等問題,但有一點是十分清楚的,即無論是道家的「保身」還是楊朱的「貴身」,原本都是對人生價值觀的闡發。至於說楊朱後學與道家後學如何將這種身與天下孰輕孰重的價值觀念改造成清心寡欲、長生久視的養生理論,則將在後面討論。

二、道家本旨與「養生」

「養生」一詞,首先見於道家經典《莊子》一書,這也就是後來有人認為養生學源於道家思想的原因。但是,《莊子》一書中先後三次出現的「養生」一詞,基本上都不具備後世使用這一語詞時所要表達保養身體、促進健康長壽的概念。

首先,在〈內篇·養生主〉中,以「吾生也有涯,而知也無

涯。以有涯隨無涯，殆已」的問題，引出一段「庖丁解牛」的故事。文惠君在聽完庖丁講解何以「臣之刀十九年矣，所解數千牛矣，而刀刃若新發於硎」的道理後說：「吾聞庖丁之言，得養生焉。」意即領悟到了如何輕鬆自如地治理天下，而不必再像堯舜那樣「股無胈，脛無毛，以養天下之形，愁其五藏以為仁義，矜其血氣以規法度」[15]。

其次，在〈外篇‧達生〉中再次提到「養生」的問題：「善養生者，若牧羊然，視其後者而鞭之。」這裡，「養生」幾乎可以看作是「馭民」的同義詞。然後以單豹（「養其內而虎食其外」）和張毅（「養其外而病攻其內」）二人亡故的故事來說明治世不可偏執一端的道理：「此二子者，皆不鞭其後者也。」

最後，在〈雜篇‧讓王〉中亦涉及到「養生」二字：「道之真以治身，其緒餘以為國家，其土苴以治天下。由此觀之，帝王之功，聖人之餘事也，非所以完身養生也。今世俗之君子，多危身棄生以殉物，豈不悲哉！」這一節緊銜本文第一節所提到的「保身」若干事例之後，所言「完身養生」雖然表達了生命重於名利的思想，卻沒有後世所用「養生」一詞的固有涵義。

總之，由於先秦道家思想所強調的「道」含有對自然規律的理解，所以「無為」的本意是要人們順應自然，不做違反自然的事。人類及其他一切生物，與無機物一樣，都是自然的組成部分，因而不論是人的軀體（生命），還是人類的社會秩序也都要順應自

---

15 《莊子‧外篇‧在宥》。

然，這就是「無為而治」的經世之道。「養生」一詞在這裡是概括從「無為」到「無不為」之間的具體方法，因而自然而然地出現在論說治國、馭民、保身的各個方面。如果能夠注意到在《莊子》一書中，對於與肉體壽限有關之事，多以「養形」名之，則不難體會「養生」的「生」字，主要是指人類的社會秩序，並不是就生命（形體）本身而言。

對於先秦直至西漢前期道家思想體系實質的把握，實在不應忘記《漢書‧藝文志》的評語：「道家者流，蓋出於史官，歷記成敗存亡禍福古今之道，然後知秉要執本，清虛以自守、卑弱以自持，此君人南面之術也。」雖然道家與儒家的治世之學相互抵觸，然其本質不過是「道不同不相為謀」[16]而已，切不可將道家思想僅僅理解為純屬消極「出世」的學問。

三、「養形」之術

正如前引《莊子‧外篇‧天地》中所言：「壽、富、多男子，人之所欲也。」對於死亡的恐懼和長壽的希求，乃是人類的本能，而當人們力圖通過某些手段與方法去有目的地實現這一願望時，就出現了所謂的養生之術。如同文化與文明的任何其他表現形式

---

16 《史記‧老莊申韓列傳》。

一樣，養生之術也是人類智慧的產物，是構成文化與文明的組成部分。從這一角度出發，則不必要也不可能深究養生之術究竟起源於何時，養生思想與行為的產生是十分自然的，完全不需依賴任何思想體系或睿智哲人的啟發。

事實正是如此。前面已經說明了追求長生久視等思想與道家思想體系的不兼容性，現在則要說明這些方法如何獨立於道家思想體系之外，客觀地存在於當時的社會之中。

《莊子‧外篇‧刻意》稱：「吹呴呼吸，吐故納新，熊經鳥申，為壽而已矣。此道引之士、養形之人、彭祖壽考者之所好也。」這段話足以說明兩個問題：首先，莊子將「道引之士，養形之人」與「山谷之士，非世之人」、「平世之士，教誨之人」、「朝廷之士，尊主強國之人」、「江海之士，避世之人」等四者相提並論，認為皆屬「刻意尚行」的無道之士，是不為道家所提倡的。只有達到「不刻意而高」、「不道引而壽」的境界，才是「天地之道、聖人之德」。這就十分清楚地表明了先秦道家對養生之術的態度。

其次，這段話還說明習練養生之術的「道引之士、養形之人」已是當時社會的客觀存在，是追求「壽考」者的行為。就養生之術的具體方法而言，「吹呴呼吸，吐故納新」是行氣之法，「熊經鳥申」是導引之術。又〈內篇‧逍遙遊〉中還提到有「不食五穀，吸風飲露」的神人，可見辟穀之術在當時已經流傳。現在就以馬王堆出土的帛書、竹簡為例，來看一看後人稱之為「養生」，而在先秦道家眼中只能稱為「養形」的諸種方法的概貌。

(一)辟　穀

馬王堆出土的《卻穀食氣篇》對其具體方法及「絕穀」後出現不適反應的調理方法有所介紹。其法要求「與月進退」，即自朔日起「去穀食石韋」，日增其量，至月圓後逐日減少。當感到「首重足輕體軫」時，「則呴炊（吹）之，視利止」。由於此法在「辟穀」之後，仍食用某些特定植物，兼行「呴吹」，故亦有「食氣」、「服食」諸法的性質。

(二)食　氣

是指依照一定的方法進行呼吸，以達到養生的目的。其理論基礎是認為「天地之至精，生於無徵，長於無形，成於無體，得者壽長，失者夭死」。要點在於：強調深呼吸，「翕（吸）氣之道，必致之末……息必探（深）而久」；時間有朝暮之別，「宿氣夜散，新氣朝聚，以徹九竅而實六府」。四季各有避忌，「食氣有禁，春避濁陽，夏避湯風，秋避霜霧，冬避凌陰」[17]。

(三)服　食

此法內容最多，在馬王堆帛書中有「食松柏，飲走獸泉英，

---

17 《十問》。見《馬王堆漢墓帛書》〔肆〕，文物出版社，1985年。

可以卻老復壯、寧澤有光」;「夏三月去火,以日爨享(烹),則神
慧而聰明」;「春三月食之(指薤),苛疾不昌,筋骨益強,此謂百
草之王」;臥時飲淳酒,以其為「五穀之精氣」等等。

(四)導　引

是指通過軀體運動達到祛病健身之目的,故有醫療體育之稱。
馬王堆出土的《導引圖》繪有各種姿勢的人形,旁注「引聾」、
「引膝痛」、「熊經」、「以杖通陰陽」等,正與《莊子‧外篇‧刻
意》所云:「道引之士、養形之人」喜好「熊經鳥申」相合。

(五)接　陰

是指男性可以通過某種特定的性行為方式,達到長壽的目的。
在記述各家論長壽之策的《十問》中,有六家言及此事,足見其
在當時的養生學中占有極為重要的地位。在這六家中唯有「彭祖」
一家主張以徹底禁欲的方式來避免「陰精漏泄」而致病,其他五
家均著眼於性行為方式與長壽的關係。其要點為:

1. 不泄精,「必使玉泉毋傾,則百疾弗嬰,故能長生。」

2. 在性行為的過程中,以「吸入」(「飲夫泉英」、「飲夫天漿」,
   當指唾液)的方式達到補益之目的。「接陰」之術與《合陰
   陽》、《天下至道談》中所講的「戲道」完全不同。「戲道」是
   有關性藝術的講解,男女處於完全平等的地位、強調雙方性

　　　　高潮的配合。而「接陰」術的中心是男性，女性僅是工具，
　　　　如同「服食法」中的「食」，「食氣法」中的「氣」一樣，是
　　　　一種可資攝取的補益物質。

此外，在馬王堆帛書的《養生方》、《雜療方》中，還有許多用藥
物治療「老不起」的方法，反映出「老」的概念與性功能的密切
關係。

　　嚴格地講，對於這批出土材料既要考慮到其內容與先秦文化
具有極為密切的傳承關係，也要考慮到其墓葬年代為西元前 168
年，這一事實決定了這些材料不可能不包含西漢前期的文化。然
而即便如此，在有關「養生」的種種方法中仍然看不到任何道家
有關精神休養學說的影響。道家名其為「養形之士」，確實是恰如
其分地把握了這些養生方法的實質。其理論核心是以取外界之物
質補益充實自身為著眼點，因而只能說這時的養生學尚處於以
「命」為主體的初級階段。那麼，一種包含「性」（精神）、「命」
（肉體）雙修兩方面旨趣、高層次的養生學又是如何形成的呢？

四、道家學術思想的演變

　　在討論先秦道家學術思想演變時，「宋尹學派」的存在與影響
是十分重要的。所謂「宋尹學派」乃戰國道家學派的一支，代表
人物為齊國稷下學宮的兩位學者──宋鈃、尹文。由於稷下學宮

為各派學士「講集議論」之所，久而久之，各派主張自然會相互影響。所以宋尹學派雖以「道」為主，但其學術思想實雜糅儒墨，趨於名、法。以本體化的道、精、氣、神等概念解釋天地萬物和精神活動是這一學派的特點之一。例如：「夫道者，所以充形也」[18]；「氣者，身之充也」[19]，因而對於他們所說的「虛而無形謂之道」[20]，必須注意從「虛而無形」乃是「沒有固定形狀」的角度去理解。對於心理、思維這類生命現象的複雜表現形式，他們以「精氣」說來加以解釋：「人之生也，天出其精，地出其形。合此以為人，和乃生，不和不生。」而本體化的「心」，乃是這種稟受於天之「精」的寓存之所——「精舍」[21]。所以「心」的重要也就不言而喻了：「心之在體，君之位也。九竅之有職，官之分也。」[22] 循此而進，「修心」便具有十分重要的作用：「定心在中，耳目聰明，四枝堅固，可以為精舍」；「修心靜音，道乃可得」；「我心治，官乃治；我心安，官乃安」；「四體既正，血氣既靜，一意摶心，耳目不淫，雖遠若近。思索生知，慢易生憂，暴怒生怨，憂鬱生病，病困乃死。思之而不舍，內困外薄，不蚤（早）為圖，生將巽舍」[23]。

18　《管子・內業》。

19　《管子・心術下》。

20　《管子・心術上》。

21　《管子・內業》。

22　《管子・心術上》。

23　《管子・內業》。

　　宋尹學派主張以虛、靜的方式來「修心」，是否與其身處稷下而受到燕齊方士之流的影響有關，無從稽考，也不十分重要。因為嚴格地講，宋尹學派的立論主旨是以道、精氣、心的本體化為基礎的，即只有「虛」才能夠得「道」；要「虛」，就必須去「欲」、去「知」；「動則失位，靜乃自得」[24]。以此實現道之本體的自我存養。然而在宋尹後學手中，「得道」的含義則被解釋成「愛身」、「命乃長久」，並將此稱之為「養生」：

> 故曰欲愛吾身，先知吾情。君親六合，以考內身。以此知象，乃知行情。既知行情，乃知養生。
> 無遷無衍，命乃長久。
> 形性相葆，一以無二，是謂知道。[25]

　　郭沫若《宋鈃尹文遺著考》認為《管子》中的〈心術〉、〈白心〉、〈內業〉均為宋尹學派遺作，但〈白心〉成書較晚。故〈心術〉、〈內業〉為宋鈃著述或其遺教，而〈白心〉則出自尹文。我們強調宋尹後學之言，是因為不明乎此則無從窺見道家學術思想如何一步步地發生著不易察覺的內在變化。若將此處所言「養生」與《莊子》「庖丁解牛」、「善牧羊者鞭其後」例中所說「養生」混為一談，則深自誤矣。

　　其後，荀子批判地吸收了宋尹學派的許多觀點，提出「形具

---

24 《管子·心術上》。

25 《管子·白心》。

而神生，好惡喜怒哀樂臧（藏）焉，夫是之謂天情」[26]的「形神觀」，對於形成講究性、命雙修之養生學的理論，以及對「養形」之意義與目的的正確理解，無疑是有積極影響的。而在莊子後學筆下，不僅直接記載了宋鈃、尹文之學，而且亦可見到引用以「靜」修身存形的故事，並稱此為「至道」：

> 無視無聽，抱神以靜，形將自正。必靜必清，無勞女（汝）形，無搖女精，乃可以長生。目無所見，耳無所聞，心無所知，女神將守形，形乃長生。……故我修身千二百歲矣，吾形未嘗衰。[27]

因此可以說先秦道家是在較晚時期才形成講究形神關係、追求長生的立論學說。這種學說是原本獨立於道家思想體系之外的「養形」之術向性命雙修發展的理論基礎。

　　在本文第一節有關道家「保身」思想的論述中，已經提到這種觀念與楊朱學派「貴生」的主張頗為相近。侯外廬在論說「二派思想在相互影響之下，其後學便由離而合」之關係時說，莊子「後學則稍取為我之旨，幾近乎楊朱之徒」，並指出《莊子》外、雜篇（特別是〈讓王篇〉）均以讚賞態度記載他們言行。」說明道家講「保身」與吸收楊朱學派的思想有關。較之《老子》、《莊子》內篇所倡道法自然、無為而治等思想宗旨，已經可以看作是道家

---

26 《荀子·天論》。

27 《莊子·外篇·在宥》。

自身學術思想發展演變的一種表現。然而更值得注意的是,這種
與墨家功利、儒家倫理相對立的價值觀,進一步演變出了通過去
除嗜欲而追求「長生」的味道:

> 肥肉厚酒,務以自強,命之曰爛腸之食;靡曼皓齒,鄭、
> 衛之音,務以自樂,命之曰伐性之斧。
> 燀熱則理塞,理塞則氣不達,味重珍則胃充,胃充則中大
> 鞔,中大鞔而氣不達,以此長生,可得乎?
> 俗主虧情,故每動為亡敗。耳不可贍,目不可厭,口不可
> 滿,身盡府種,筋骨沈滯,血脈壅塞,九竅寥寥,曲失其
> 宜,雖有彭祖,猶不能為也。[28]

　　一般認為上引《呂氏春秋》諸篇內容係出自楊朱後學之手,反
映了「楊朱後學由貴生而取養生之道,幾近於莊子之徒的特點」[29]。
然而根據前面的辨析,可知《莊子》所言「養生」並非長生久視
之義。所以不妨將此看作是「貴身輕物」之價值觀與道家徹底否
定「欲」的主張相結合的產物。不論是楊朱後學,還是接受了「貴
身輕物」主張的道家後學,必然要因這種觀點的「利己主義」性
質而備受攻擊,孟子即是一例(參見《淮南子‧泛論訓》)。因此
(或許是在戰國時期的學術辯論中)轉而向講究去除嗜欲的「治
身」之道發展乃是十分自然的事。所以「貴生」才變成了「長

---

28 以上三節分見《呂氏春秋》〈本生〉、〈重己〉、〈情欲〉。
29 侯外廬,《中國思想通史》,人民出版社,1957 年。

生」，不再是拿「物」或「天下」來和人身相比，論其輕重，而是與以長壽著名的養形之士「彭祖」相比。另一方面，當道家的社會地位發生轉變時，則進一步促進了「治世」與「治身」在其思想體系中主、次地位的轉變。

五、道家社會地位演變的影響

以重道尚法為宗旨的「黃老道德之術」，戰國時流傳於齊國等地。《史記・孟子荀卿列傳》稱慎到、環淵、接子、田駢等人，「皆習黃老道德之術，因發明序其指意……於是齊王喜之」；《史記・樂毅列傳》載：「樂臣公善修黃帝、老子之言，顯聞於齊，稱賢師」，《史記》又稱用黃老之術治理齊國的曹參亦獲賢相之稱。漢初執政者採用黃老清靜無為之術，與民休息，對恢復和發展生產起了積極作用。這種社會背景對於老子之「名」及其學說的傳播頗有促進作用。如文、景之時，有「王生者，善為黃老言，處士也，嘗召居廷中」[30]；「竇太后好黃帝、老子言，帝及太子諸竇不得不讀黃帝、老子，尊其術」[31]；建元（前 14- 前 135）中，「章以修黃老言顯於諸公間」[32]等等。然而這是老子之學無疑是

---

30 《史記・田叔列傳》。

31 《史記・外戚世家》。

作為治國、馭民之術而得勢於世的。老子「知名度」的提高，或可看作是後來興起的道教尊奉老子為教祖的原因之一，但這時追求長生之術的方士並不依託老子，而是較多言及黃帝。如：「少君言於上曰：『黃金成以為飲食器則益壽，益壽而海中蓬萊仙者可見，見之以封禪則不死，黃帝是也。』」[33] 又如《漢書‧藝文志》所載「神仙十家」中，黃帝之名凡四見，另有「宓戲」、「上聖」、「神農」各一。馬王堆出土《十問》的發問者，黃帝居四，堯、王子巧父、盤庚、禹、齊威王、秦昭王各一；回答者依次為天師、大成、曹熬、容成、舜、彭祖、耆老、癸、文摯、王期。

及至漢武帝罷黜百家，獨尊儒術，雖然黃老之術因儒家學問的改造與相容而繼續以「外儒內道」、一明一暗的形式存在，但畢竟已屬失勢。這一轉變，導致「一批治黃老之學的知識分子分別轉向從事學術與方術」[34]。道教研究者矚目於這種轉變對於道教產生的作用，以為黃老學者與方仙道士相結合，形成了道教的雛形──黃老道。然而就《隋書‧道經部》所言「漢時諸子，道家之流有三十七家，大旨皆去健羨、處沖虛而已，無上天官符籙之事」觀之，則不難發現政治地位轉變所帶來的直接後果是迫使道家虛靜無為、順應自然的主張，在退出政治舞臺後，只能向「治身」發展。成書於東漢的《老子河上公注》即是一個十分明顯的

代表。如:《老子》三章(括弧內為河上公注):虛其心(除嗜欲去煩亂),實其腹(懷道抱一守五神也),弱其志(和柔謙讓不處權也),強其骨(愛精重施髓滿骨堅也)。又《老子》六章:谷神不死(谷,養也,人能養神則不死。神謂五臟神也,肝藏魂、肺藏魄、心藏神、脾藏意、腎藏精與志。五藏盡傷,則五神去)。《老子》的思想就是這樣被改造成了養生學的理論,當然老子本人乃至道家思想也就逐漸被人理解成為養生學之源了[35]。但也正是由於這種轉變,道家「虛無恬淡」的精神境界才得與「養形」之術相結合,形成性命雙修的養生學。三國時魏人嵇康的〈養生論〉說:

> 君子知形恃神以立,神須形以存。故修性以保神,安心以全身。又呼吸吐納,服食養身,使形神相親,表裡俱濟也。

這可以說是明確指出「養生」一詞固有定義的典範。

---

35 王充《論衡・道虛篇》已將各種養生之術歸於道家和老子。如說:「世或以老子之道,為可以度世」;「道家相誇曰:真人食氣」;「道家或以導氣養性,度世而不死」等等。

「意」的領地——中醫各科要義概說

　　有史可考的醫學分科，始於周代。據《周禮·天官冢宰》記載，當時的官醫分為食醫、疾醫、瘍醫、獸醫四科。食醫：「掌和王之六食、六飲、六膳、百羞、百醬、八珍之齊」；疾醫：「掌養萬民之疾病」；瘍醫：「掌腫瘍、潰瘍、金瘍、折瘍之祝藥劀殺之齊」；獸醫則專掌治療家畜之病。從中可以看出，人獸之別、內外之分，是醫學分科的最初著眼點。此後，隨著醫學的發展，分科亦漸趨具體化。《史記·扁鵲列傳》中有「帶下醫、耳目痹醫、小兒醫」之語，說明婦科、五官科、兒科等已漸成專門。唐代太醫署中，醫生分為醫師、針師、按摩師、咒禁師四種，但「醫師」含括體療、瘡腫、少小、耳目口齒及角法諸項，故實際分科當不止四種。各科的內涵亦不可全從字面理解，如按摩師的職責包括「損傷折跌者，正之」[1]，這在後世的醫學分科中，當屬骨傷科的治療範圍。宋代太醫局將醫學分為九科，即大方脈（內科）、風科、小方脈（兒科）、眼科、瘡腫、產科、口齒兼咽喉科、金鏃兼

1　《新唐書·百官三》，中華書局點校本，1975 年，第 1245 頁。

書禁科、瘡腫兼折傷[2]。元、明之時擴展到十三科[3]；清初減為十一科，後又減為九科[4]。

　　分科，是醫學進步的重要標誌之一，代表著該時代醫學各方面獨立發展的客觀狀況。值得注意的是，中國古代醫學的分科特點，與其理論學說具有密切的關係，例如「風科」或「傷寒」，在今天看來只是某一類內科疾病，在中國古代卻獨立成科；某些分科的名稱雖然古今一貫，但其實際內涵卻有所不同，顯示出古人在認識疾病、治療疾病的原理方面與現代醫學有所不同。以下擇其要點略加說明。

一、內科──疾醫、大方脈、風科

　　受近代醫學之影響，現代中醫學中亦有內科 (internal medicine) 這一分科，但在古代卻沒有這一名稱。從本質上講，《周禮》的疾醫、瘍醫之分已有內科、外科的性質，但在以後的漫長歲月中，雖然出現了婦人、小兒、骨科等許多分支學科的專著，

2　《宋會要輯稿・職官二十二之三十六》，中華書局，1975 年，第 2878 頁。

3　詳見陶宗儀，《南村輟耕錄・醫有十三科》，中華書局，1959 年，第 188 頁；《明史・職官三》，中華書局，1974 年，第 1812 頁。

4　詳見《清史稿・職官二》，中華書局，1977 年，第 3326 頁。

並在醫學分科中取得了各自的獨立地位，卻始終沒有形成明確的內科學。許多以論述內科疾患為主體的醫學著作實際上都兼含婦科、兒科、外科等各方面的內容。這主要是因為以整體觀念為特徵，靠調整機體平衡達到治療目的之中國傳統醫學的理論體系與治療方法，不僅僅適用於各種內科疾患，同樣也是其他臨床各科的指導理論與治療原則。因此，歷代雖不乏以某一方面之特長名世的醫家，卻極難看到獨限內科的醫家。

一般認為，在中國傳統醫學裡，除去特殊標明而獨立出來的專科如婦、兒、眼、正骨等科之外，其餘的病症均屬內科範疇，但這的確只能說是今人的劃分方法與「內科」概念。古代對於現今所謂「內科疾患」的最基本的認識乃是根據病因的內、外不同，將其中屬感受外邪而罹病的「時病」單獨列為一科，稱之為「風科」（宋元時期）或「傷寒科」（明清時期）；將氣血不足、飲食勞倦、情志不調等內因性疾患，稱之為「雜病」。

病因的內外之分、對外感病的論述，雖可追溯至先秦，但經典性的全面論述當以東漢末年的《傷寒雜病論》為代表。又據其書名不難看出：傷寒與雜病，是兩大類疾患的名稱。後經西晉太醫令王叔和的整理，將其中論外感病的內容編成《傷寒論》，則進一步明確了兩者間的界限，這或許是宋以後傷寒獨立分科的淵源。推崇此書之理、法、方、藥的醫家逐漸形成了一個獨立的傷寒學派，與之相對應的是一些被後人稱之為「溫病學派」的明清醫家，他們在治療方法、病機理論方面雖另有新見，但本質上仍屬外感病的研究。由於病因理論的影響，宋以後的「大方脈」科雖與「內科」

的概念十分相近，但在分科中卻始終未能將「風科」納入其中。

　　在雜病治療方面，歷代著作大多是以廣博為務，以兼收為徑。隋唐時期的一些大型醫書所列病症、病名均達數百種，宋代的《聖濟總錄》則多至千種以上。但自金元開始，由於醫家對醫學理論的普遍重視，雜病著作不再以廣博為勝，轉而注重對於病機、辨證的探討與研究。如金元四大家的一些著作，以及明清時期著名醫家張介賓的《景岳全書》、張璐的《張氏醫通》、喻昌的《醫門法律》等，均不同程度地表現出這一特點。

　　所以，在近代醫學影響下逐漸形成的中醫內科，永遠都會呈現出足以含括其他各科的態勢。

二、外科──瘍醫、瘡腫科

　　中醫外科在歷史上，實際是以研究與治療各種化膿性感染、皮膚病、癭瘤、痔瘺、損傷等為主要內容。概言之，凡皮裡膜外（胸、腹膜腔之外）的各種有形疾患均可歸屬於外科的範疇。《周禮》稱之為「瘍醫」。自宋代伍起予《外科新書》問世，「外科」一詞的應用漸趨廣泛，但在醫學分科上，從未使用「外科」作為分科名稱。其特點是在理論、治則、用藥等方面均注重內、外的結合與統一。

　　近代西方醫學的「外科」(surgery)，是以手術、器械治療損

傷、畸形和其他病變的技藝，但其核心是手術；主要處理急性損傷和一些非手術治療不可的慢性病。而中醫外科基本上沒有以手術治療內臟疾患等慢性病的內容，重建和置換手術、生理手術（如切斷迷走神經，減少胃酸分泌，以治療消化性潰瘍）、組織和器官移植手術等均屬闕如。在矯形（如缺唇修補）、損傷、痔瘻、化膿性感染等方面雖然也使用手術療法，但更注重藥物療法。由此構成了中西外科醫學的主要區別。因此，如果將所謂的中醫外科譯為 surgery，是不能正確表述其內涵的。對此有較多瞭解的外國學者，往往使用 external 組詞以表明中醫外科的本質。

中醫外科，基本上可以說是沿著治療「皮裡膜外」之疾患這樣一條軌跡發展的。如在《宋史‧藝文志》中載有外科文獻十九種，而以「癰疽」命名者即占十四種。因而綜觀金元以前的外科學發展，可以說是以研究瘡瘍的名稱、部位、具體治療方藥為主，即以醫方的傳授與創新為重點。雖然有托補、生肌、活血化瘀等內治法的應用，但對於舌苔、脈象等在這類疾患治療中的意義並不太重視，辨證施治法則的運用尚不明顯。其原因或如南宋陳自明在其《外科精要》序文中所言：「今鄉井多是下甲人專攻此科……況能療癰疽，持補割，理折傷，攻牙療痔，多是庸俗不通文理之人。一見文繁，即便厭棄。」金元以降，醫學發展的總趨勢已然轉入對病機、辨證施治的理論性研究，在外科學方面同樣表現出這一特點。元代太醫齊德之在《外科精義》一書中，首次將各種脈象的變化與外科臨床緊密聯繫起來，並在外科治療中建立起消、托、補的基本法則。明清時期又出現了以王洪緒為代表的「全生

集派」，注重陰陽學說的運用；以高錦庭為代表的「心得集派」，將溫病學說中的「三焦辨證」引入外科領域之中等等。

　　沿著這條軌跡發展的中醫外科學，在治療方法上，以內外結合為其最基本的原則與特點。在外治方面，藥物仍是重點，雖然不乏應用手術療法直接去除病灶的表現，但與近代醫學的手術療法實有許許多多本質的差別。

三、兒科──少小、小方脈

　　明確提出兒科專門化始於唐代太醫署，其「醫師」中含有「少小」，與體療、瘡腫、耳目口齒等並列。宋代以後稱「小方脈」，其意如宋代朱肱《類證活人書》所說：「小兒大人，治法一般，但小分劑。」──僅僅是用藥的劑量有所不同而已。然而這一說法實際上並不準確，因為在中醫看來，兩者間的區別並非僅僅是像西方醫學那樣──根據體重來計算用藥劑量，還存在著質的差別。例如宋代錢乙在其所著《小兒藥證直訣》中提出小兒屬於「純陽之體」的觀點，所以將《傷寒雜病論》中由八種藥物組成的「腎氣丸」，改造成不含附子、肉桂兩種助陽之品的「六味地黃丸」，用以治療小兒發育遲緩等疾病。

　　一般說來，中醫兒科著作多自胎養開始，繼之以初生、養護之論述；對於小兒生理、病理特點、診治要點及常見多發疾病均

有詳盡闡述，由此構成兒科專門。

　　「胎養」之說雖被現代科學所承認，但在古代，其本質卻是基於「外象而內感」之交感巫術的思維方式，「故自初妊迄於將產，飲食居處皆有禁忌」[5]。兒科中獨有的生理學說為「變蒸」之論，此說以西晉王叔和《脈經》的記載為最早：「小兒是其日數，應變蒸之時，身熱而脈亂，汗不出，不欲食，食則吐哯者，脈亂無苦也。」此後隋代巢元方《諸病源候論》始見詳細解說：「小兒變蒸者，以長氣血也。變者上氣，蒸者體熱。從初生至三十二日，一變；六十四日再變……三百二十日，十變，變且蒸……積五百七十六日，大小蒸畢也。」孫思邈《千金要方》亦說：「大小蒸都畢，乃成人，小兒所以變蒸者，是榮其血脈，改其五臟，故一變竟，輒覺情態有異」；「當其時有熱微驚，慎不可治及灸刺。」

　　兒科診法中，自宋代開始出現診指紋法。即以小兒食指掌側皮下靜脈的形色變化作為察病依據，食指的初節稱為氣關、中節為風關、末節為命關，靜脈的形色變化在「氣關」為輕，達「命關」為重。

　　兒科雜病與內科本無本質區別，唯麻（麻疹）、痘（天花）、驚（驚風）、疳（疳積）四大證屬兒科特有的疾病。明清兩代的兒科著作有相當大的部分是以討論這四種疾病為主，其中又尤以論痘疹者為最多。以清代陳夢雷等編《古今圖書集成・醫部全錄》

---

5 孫思邈，《備急千金要方・婦人方上・養胎第三》，人民衛生出版社，1955年，第20頁。

為例，其卷千四〇一至千五〇〇是兒科部分，而其中自卷四五九開始，至卷五〇〇，計四十二卷全部為「痘疹門」。雖是節選諸書，但總字數已超過九十萬。足見由於明清時期麻疹、天花等傳染性疾患的危害甚重，因而受到醫家的廣泛重視。清初曾有過一段時間，痘疹獨立於小方脈之外，單獨成為一科。

四、婦產科——帶下醫

婦產科的疾患集中表現在經、帶、胎、產幾方面。一般認為，中國古代將婦產科稱為「帶下醫」的原因，即在於這些疾病均集中表現在下腹部（腰帶以下）。例如《素問·骨空論》云：「女子帶下瘕聚」。張仲景《金匱要略》在討論婦人之病時概之日：「此皆帶下，非有鬼神」；對婦人出現下利、少腹裡急、腹滿、手掌發熱、唇乾口燥等症狀的診斷是：「此皆屬帶下。何以故？曾經半產，瘀血在少腹不去。」先秦著名醫家秦越人「過邯鄲，聞貴婦人，即為帶下醫」[6]，是知「帶下」之名由來甚久，而「帶下醫」即婦科醫。

在醫學分科中，首先是產科專門的重要性得到了重視與承認。自宋代開始，醫學分科中將「產科」獨立；明清兩代改稱「婦人

6　《史記·扁鵲列傳》，中華書局，1982 年，第 2794 頁。

科」。但從文獻記載與中國傳統文化背景看，醫生在婦、產兩方面主要是承擔治療疾病的角色，雖然有像宋代楊子建《十產論》那樣專論正產、倒產、橫產，並涉及轉位手法的著作，但接生分娩的具體操作實主要是由「穩婆」（接生婆）承擔的。

與近代西方婦產醫學發展形成的歷程相比較，由於中國傳統醫學的自身特徵與社會環境兩方面因素的制約，故在中國不可能出現類似西方那樣以產鉗的使用與改進（約數百種之多）為象徵、脫胎於外科而形成的一門獨立學科——產科學，自然也就不可能有產前骨盆測量、分娩機械原理之類的研究。因此與醫學的其他分支學科不同，在當今社會中已無「中醫產科」存在，一些產後雜病的調治不過是內科整體治療的一種表現形式。但婦科的情況則全然不同，西方近代醫學除了在切除生殖系統腫瘤等方面足以表現出其外科手術的長處外，所謂婦科醫生手中掌握的藥物，不過只有雌激素與孕激素兩種，無論是治療月經不調、子宮功能性出血，還是不孕症、更年期綜合症，都只能靠這兩種激素製造人工週期。而中國傳統醫學的藥物、針灸等整體治療在調整因自律神經、內分泌系統紊亂而引起的許多功能性婦科疾患方面則體現出其方法多樣、療效明顯、且穩定持久等各種長處。

五、骨科──正骨、接骨

骨科成為獨立的醫學分科是在元代，稱之為「正骨科」。明代謂之「接骨科」。從名稱中即可看出其內涵主要是指骨損傷的治療。其治療範圍主要是骨、關節和周圍軟組織的損傷；另外，對骨髓炎、骨腫瘤等骨病也兼見涉及。中醫骨科的主要內容包括手法整復、器具固定、內外用藥幾大方面。前兩項與西方醫學多有相同、相通之處，而內外用藥則是中醫骨科的獨到之處。活血化瘀、補氣補血是最常用的治則，在促進骨痂生長、恢復肢體功能、治療骨髓炎等方面確有明顯的臨床效果。

有意思的是，湖北張家山出土漢簡《引書》中記載有下頜關節復位等「手法復位」的內容；唐代太醫署的按摩博士「掌教『導引』之法以除疾，損傷折跌者，正之」，據此可知在骨傷科形成專門以前，手法整復屬於「導引術」的範疇，因而將「導引」解釋為醫療體育、養生之術是不準確的。應該說，無論是通過醫生之手引起患者軀體的被動運動，還是患者模仿「熊經鳥申」的自主運動，都屬於「導引」之術、「外治」之法。在古人頭腦中並沒有將前者定義為「手法整復」，後者名之曰「體育鍛鍊」；前者為「治病」，後者為「養生」的區別。

在近代西方醫學中，骨科 (orthopaedics) 的本義是矯形外科。

該詞來源於組合「將畸形弄直」和「兒童」兩個古希臘語的詞根，這與十八世紀初西方建立起兒童矯形醫院，應用牽引方法矯正畸形有很大關係。在中國人的頭腦中，並非沒有浮現過「以器械固定，強行矯正畸形」的圖景，但卻是以此比喻與嘲笑那些「違背自然規律、只圖表面效果」者——「專治鑼鍋，不管死活」。換言之，習慣於順應自然的中國人大概從來沒有想到過畸形可以矯正，沒有想到過強行矯正畸形也可以作為一種治療手段或醫學的內容，所以在中醫骨科裡，矯形外科的內容基本上可以說是不存在的。然而在骨折治療方面，中醫卻認為藥物可以改變「自然」，而且民眾也普遍認為骨折時應該喝些「骨頭湯」以幫助斷裂處的骨痂生長、加速癒合，然而現代醫學卻對此持完全否定的態度，以為「毫無關係」、「該多長時間長好，就得多長時間」——可以說這也是一種「順應自然」的觀念。可見在東西方兩種文化、醫學體系中，都有「順應自然」（無奈）與「改造自然」（參與）的意識，但卻各有各的表現形式。

六、眼科

《史記‧扁鵲列傳》中雖已有「耳目痹醫」之稱，但獨立的眼科至宋代始見形成。中醫眼科學的要點可以概括為：

1.在理論上建立起五輪八廓的學說體系。

2.將眼球疾患區分為內障、外障兩大類。

3.在治療上雖仍不離中國傳統醫學內外結合的基本宗旨，但外治法的進步十分突出。

「五輪八廓」是中醫眼科識病辨證的基本理論與方法。「五輪」的名稱與應用法則是：

> 氣輪：目之白睛（鞏膜），內應於肺，屬金。
> 風輪：白內黑睛（虹膜），內應於肝，屬木。
> 血輪：目兩角大小眥（內眥、外眥），內應於心，屬火。
> 肉輪：上下兩胞（眼瞼），內應於脾，屬土。
> 水輪：青內一點黑瑩（瞳孔），內應於腎，屬水。

「八廓」是依八卦方位劃分眼部，兩者相較，與眼之不同組織結構具有內在聯繫的「五輪」說，顯然要比純粹按區域劃分的「八廓」之說合理得多。因而在臨床上，亦主要是根據五輪之分來辨析疾病。「五輪」之說雖然具有五行配屬味道，但其根源卻在印度眼科之中。

內外障之分：凡是發生在眼球內部的疾患稱之為內障；發生在眼球外部，如結膜部的疾患稱外障。宋元時期的眼科專著《祕傳眼科龍木論》列舉眼病七十二種，計內障二十三症，外障四十九症。由於當時對於眼底疾患、視神經病變尚不可能有足夠的形態學認識，因此內障之述多是對白內障的辨別、手術適應範圍與時機等。採用針撥之法時，必須是「猶見三光」者，如果「瞳人

顏色如明月，問睹三光不見光」，則不宜針撥。

　　針撥之術一般認為是源於印度醫學，但眼科外治之法並不僅限於此。手術療法的器械與方式均可稱之為「針、割、鉤、烙」。其中之「針」，用於撥內障，其他三種均用於外障。明代傅仁宇《審視瑤函》概之曰：「鉤，鉤起也。割，割去也。針非砭針之針，乃撥瞳神之針。烙即熨烙之烙……大抵鉤割針烙之法，功效最速，雖有撥亂反正之功，乃乘險救危之法，亦不得已而用之。全在心細膽大，必症候明而部分當，又兼服藥內治，方為兩盡其美。」

七、口齒咽喉科

　　「口齒咽喉科」始設於宋代，唐時「耳目口齒」為一科。在唐代的《千金要方》中，目、鼻、口、唇、齒、喉、耳、面諸類疾患，統稱之為「竅病」；而且知道耳、鼻、喉相互貫通，這些大概就是這一分科形成的依據。與西方近代醫學的相同之處在於，兩方面均存在著將五官疾患從內科中析出，單獨加以論述研究的傾向，但在西方醫學中，耳、鼻、喉各科是在經過獨立發展的階段後，才由分到合形成了 ear-nose-throat department（耳鼻喉科）。

　　有關耳、鼻的生理、病理研究始終停留在漢代醫學的水準上，即鼻為肺之竅，耳為腎之竅，以此決定治則，沒有突破性的進步。

對於牙齒疾患，唐代已有汞合金補牙法的記載，外用薰法治療牙痛亦是常用的方法，但從風、火、腎虛等方面解釋與治療牙病仍是主體。以牙齒及其周圍組織的病變為核心，在這一點上中西醫學是一樣的；所不同的是中國傳統醫學缺乏錯牙合矯正方面的內容。

　　喉科專著大量問世是在清代。這些著作大多是根據喉部的症狀表現進行分類，治療方法亦是多種多樣，包括內服、外用與針灸等。值得注意的是，中醫喉科並不是以咽喉組織本身的固有病變，如咽喉部的腫瘤、發生器官的病變等為基本著眼點，而是以全身疾患出現的咽喉部炎症為研究重點，許多口腔炎症亦包括在其中。

八、針灸科

　　針灸療法是一種獨見於中國傳統醫學的治療方法，但近年來習用此法者已遍及世界各地，其療效逐漸得到世界上許多國家的醫生和患者的承認。而針灸療法在中國傳統醫學中的地位和重要性則在於：一般認為中醫治療體系之主體不外兩途，即「神農─草藥」的藥物治療學和「黃帝─針砭」的針灸治療法[7]。現代人

7　例如劉複《神農本草經・序》說：「嘗考醫學源流，古分二派，一曰炎帝神農，二曰黃帝軒轅。神農傳本草，黃帝傳針灸。家法不同，學派遂

為針灸療法所下的定義是：「應用針刺艾灸的方法，通過經絡腧穴，以調整臟腑氣血的功能，從而達到治療疾病的目的。」[8] 然而這一定義所反映的實際上是現代針灸學的內涵，或者說是現代人對於針療法作用機理的理解與認識。在古代，不要說是在醫學理論尚且十分不發達的原始、奴隸社會，就是到了漢代乃至其後，針與灸這兩種治療手段亦沒有單純被作為調整機體功能（陰陽平衡）以治療各種疾病的方法。而往往是被作為直接觸及病灶的「外治」手段，因而才會形成「火齊（劑）毒藥攻其中，鑱石針艾治其外」[9] 的普遍看法，並在刺法上規定了皮、肉、筋、脈、骨等淺深次第[10]。

　　無論是以刃具式的砭石切割癰腫排膿，還是用尖銳的砭石放血，都是為了去除身體上的病邪。只不過從後世發展的結果觀之，前者被看成是手術刀的濫觴，應歸入外科治療法；而後者則成為金屬針具的前身，被視為針刺療法的起源。見於今本《黃帝內經》的金屬針具——九針，不僅包含有與砭石相當的切割、放血之具，而且還有頂部圓鈍的按摩器「圓針」——「長一寸六分，針如卵形，揩摩分間，不得傷肌肉，以瀉分氣」，和「鍉針」——「鋒如黍粟之銳，主按脈勿陷，以致其氣」。《靈樞·九針論》說：「鍉

異。」（中國古醫學會，民國 31 年刊本）

8　南京中醫學院主編，《針灸學講義·緒言》，上海科學技術出版社，1964 年。

9　《素問·湯液醪醴論》。原文作「必齊」，許多注家已指出「必」字係「火」字之誤，頗為有理。

10　《素問》〈刺齊論〉、〈刺要論〉。

針，主按脈取氣」;「必大其身而員其末，令可以按脈勿陷，以致其氣，令邪氣獨出。」說明古代「針」、「刺」的概念與方法，與後世均有不同之處。其中包含有雖名之曰「針」、稱之為「刺」，但實際上所用並非銳利之器、亦不穿透肌膚的治療器具與方法。因此大致可以說徒手操作屬於「按摩」與「導引」的範圍，而利用器具施加按壓的治療則歸之於「刺」，而且還包括手術刀在內。這基本上才是古人頭腦中對「針」這一概念所下的定義。在「九針」中雖然已出現了鋒如蚊虻喙的毫針，能夠較深地刺入肌膚，但由於當時並沒有嚴格地將「經脈」從人體可見組織中區別出來，而十種是被視為人體組織結構的一部分，所以「經脈之病」亦只是隸屬於從體表向內臟逐漸深入的一個層次，「欲以微針通其經脈，調其血氣，榮其逆順出入之會」[11] 的治療方法，仍含有極強的外治法色彩。

同樣，如果簡單地從熱能的物理作用去解釋灸法的產生與機理，亦未免太現代化。范行准氏指出:「火是鬼神所畏，用火灸焫含有驅逐鬼神之意」[12]。此外還應注意到，這一治療行為的主角，也許既不是「火」也不是「熱」，而是「煙」。因為在古人的頭腦中，對煙的作用有著特殊的思考:靈魂、鬼物等不可見之「物」運動的通路。這也就是說，以火接近人體或某一患處進行治療，含有令致病之「物」循人為製造的通路——煙，離去的意思。《周

11　《靈樞·九針十二原》。

12　范行准，《中國醫學史略》，中醫古籍出版社，1986 年，第 15 頁。

禮》中掌祭祀之職的春官大宗伯行「禋祀」時，均要積柴薪，點燃後將奉獻給神的東西置於其上。鄭玄注云：「禋之言煙，周人尚臭。煙，氣之臭聞者，……燔燎而升煙，所以報陽也。」載於煙上之物雖因事不同而有別，但假煙上升以成祀的方式卻是一樣的。另外，馬王堆出土帛書《五十二病方》中治療「嬰兒瘲」的巫術方法中亦有「取屋榮蔡（即屋頂之草），薪燔之」的行為，山田慶兒釋其目的為「使被疫鬼奪去的小兒之魂，知道返回之通路的所在」[13]，是極有見地的。這些均有助於思考早期灸法產生時的思想基礎。當然，隨著醫學的發展，針、灸兩法逐漸較多地符合於今人所下之定義，例如在今本《黃帝內經》中，針灸之法已分別出現了補瀉的操作方法等。但諸如「風寒客於人……或痹不仁腫痛，當是之時，可湯熨及火灸刺而去之」[14]這種說明針灸屬治外、能直接驅除病邪的記述絕不鮮見。灸法還被用於燒灼體表的贅生物「疣」和癥疽；刺法更是廣泛地用於處理癰疽、瘡瘍、腹部膿腫、淋巴結核造成的瘻管，放出腹水、陰囊積液、關節腔積液，和直接刺殺腸道蛔蟲等；但也規定腹腔內的某些疾患「不可動之」，所以「不可灸刺」，否則必然造成不良後果，甚至死亡。真正符合現代針灸學定義的針灸治療學體系，是在東漢以後才逐漸形成的。西晉皇甫謐摘選今本《黃帝內經》中的有關理論和《明

---

13 山田慶兒，〈夜鳴之鳥〉。譯文載《日本學者研究中國史論著選譯》第十卷，中華書局，1992 年，第 259–260 頁。

14 《素問‧玉機真藏論》。

堂經》的腧穴學內容，編成《針灸甲乙經》，始將「依據經脈的」和
「基於腧穴的」兩種針灸方法緊密地聯繫在一起，成為針灸專門
的經典之作，其中已經沒有那些應該屬於「外科」範疇的內容了。

九、祝由科

　　「祝由」一詞始見於今本《黃帝內經》，謂古代治病「唯其移
精變氣，可祝由而已」，其後始有「毒藥治其內，針石治其外」的
方法。唐代王冰據此釋「祝由」之義為：「祝說病由，不勞針石而
已」。不知「祝由」與「咒」之間是否具有某種聯繫：一是在有
「咒」之說，但尚無其字的時候，用來表示「咒」的意思，因為
「祝由」之切（ㄓ＋ㄡ）即是「咒」；另一種可能是「咒」的音、
字皆後出——源於「祝由」的約音。然而不管二者之間是否具有
這樣的關係，總之在醫學領域中都是「以語言（咒語）治療疾病」
的意思。

　　不論中外，咒禁巫術均是古代醫學的重要組成部分。這主要
是因為在近代自然科學產生之前，自然與超自然的界限並不清楚，
一旦法術無驗，被否定的僅僅是法術的操作者，而不是法術本身。
在中國古代，咒禁療法在醫學中始終占有一席之地。在馬王堆漢
墓出土的醫書中，「咒禁」與其他治療方法混在一起；隋代始設
「祝禁博士」，唐代稱「咒禁師」；宋代改稱「書禁」；元明兩代遵

《素問》「移精變氣，祝由而已」之舊語，稱「祝由科」。

　　咒禁療法的本質是巫術 (magic)，「是人類的一種基本精神活動和實踐活動。巫術是屬於科學、宗教學、人類學、哲學、神學等領域的現象，它不是理想的人類文化形態，但又是不能忽視的人類社會的一個實際側面」[15]。巫術的治療方法雖然不可能具有確實的作用，但也不能因此即將其排斥於傳統醫學的體系之外。本書中有專門一章詳述「咒禁療法」，可參。

---

15 伊東俊太郎等編，《科學技術史詞典》，光明日報出版社，1986 年中譯本，第 739 頁。

「意」的延續——
唯一存活的傳統科學

一、承認中醫

　　作為中國人，在幾十年的生活經歷中從未看過中醫、吃過中藥的人大概不多。退一萬步講，即便是那些體壯身強、與「醫學」尚無多少緣分的人，至少也知道「中醫」的存在。因而儘管他們自己沒有什麼直接的經驗與需求，但或許會勸說那些在健康方面遇到麻煩的親朋好友：不妨去試試中醫。最為滑稽的還是那些從小接受現代科學教育，畢生以現代醫學為職業，在思想意識中堅定地認為中醫不科學、是糟粕的西醫人士，一旦罹疾患病而現代醫學又無力救助時，難免也會低下一貫高昂的頭——去看中醫、吃中藥。

　　這些不過是發生在我們生活中的一些尋常小事，有什麼值得奇怪嗎？然而如果想一想之前放映的一部名叫《北京人在紐約》的電視劇和電影《刮痧》，或許就不會認為發生在我們生活的一切都是那麼理所當然了：《北京人在紐約》中的女主角阿春，因為讓中醫為兒子治療關節病，而被前夫告上法庭；《刮痧》中的情景與此相似——刮痧療法造成的皮下出血，成為爸爸虐待兒童的罪證，從而使得父親喪失了對親生兒子的監護權。

　　當現代醫療已經足以滿足社會需求的時候，中國人為什麼會在有病的時候看中醫、吃中藥？為什麼會在對中醫並無直接經驗的情況下，建議他人去嘗試中醫治療？為什麼滿腦袋「科學」的西醫人士在不得已的情況下，也會接受曾被自己嗤之以鼻的中醫？為什麼在觀看上述影視節目時，會覺得外國人可笑？這是因為他們「承認中醫」——承認中醫是一種醫學，至少是承認中醫可以治病。正是由於這種承認的存在，中國人才會對於發生在自己身上或身邊的事情司空見慣，毫不覺得有什麼奇怪；才會覺得違背「常理」的外國人是那麼可笑！你千萬不要小看這種「承認」的價值——試想：在科學如此昌盛、足以統治知識領域甚至是普通民眾思維方式與價值觀念的當今社會，如果沒有這種「承認」，傳統醫學是否還有可能生存？從另一方面講，在「科學」或「不科學」幾乎成為「正確」與「不正確」之同義語的當今社會，中國人仍然能夠「承認」中醫是一種「醫學」——儘管它與稱之為「科學」的現代西方醫學是那麼地不同，這是否足以說明在中國人的「科學觀」中多少隱藏著一些特殊的「基因」。當身體中的這些

「特殊基因」處於活動狀態時，難免就會對當代科學的「絕對正確性」提出某種質疑，甚至會問：在當代科學之外，是否還存在著「另一種科學」？當然，對於大多數中國人來說，這種「特殊基因」通常是處於不活動的狀態──因為現代科學實在是太強大了，而且是那麼直觀，易於學習、理解與接受；幾乎所有的現代人，就其知識結構而言，都是以現代科學作為養成教育的唯一內容；幾乎所有的現代人，在衣食住行的方方面面，無不受惠於飛速發展的現代科學技術，從而在心靈深處對「科學」產生了一種類似宗教的崇拜與信任。然而即便如此，中國人身上隱含著的這種「特殊基因」還是極易被啟動──只要一旦遇到現代西方醫學無法解決的疾病，就會想到中醫。不管多麼信仰「科學」，卻很難看到「寧死不吃中藥」的中國人。

對於中醫的「承認」，是由什麼因素決定的？首先當然是特定的生活環境：只要是生活在這片土地上，就會看到中醫的存在；在接受現代科學養成教育的同時，也受到這種存在潛移默化的影響。其次，中醫具有悠久的歷史，過去的「承認」成為傳統文化的組成部分，影響著當今之人；而當今之人的「承認」，又繼續營造著「中醫」與「民眾」相互依存的特定生活環境，構成傳統文化的延續，並不斷影響後人。再者，無論如何還必須看到，在中國人的思維方式中，存在著一種天生注重形象思維，而不太追求嚴格的形式邏輯和「非此即彼」形而上學的傾向。因此他們並不在意中醫的理論是否「科學」，天生與中醫那套在外行看來屬於「玄而又玄」的理論存在著某種精神上的共鳴。最後還有一點，

可以說也是最重要的一點：社會對於任何一種學說、技藝、事物是否採取承認的態度，往往簡單到完全是從實用主義的態度出發——「不管黑貓白貓，抓住老鼠就是好貓」，所以「承認」的最根本理由，還是在於中醫確實能夠治病！

二、存活的理由

如果查閱一下科學史類的著作目錄，會十分容易地找到以中國古代天文學、地理學、數學、化學、物理學、生物學、農學等為書名的著作。儘管相當一部分學者以為中國古代「化學」，不過是煉丹術；所謂「生物學」，不過是有關花鳥蟲魚的博物性記載，不能稱之為化學或生物學，但卻普遍承認天、算、農、醫這四大領域是自成體系，堪稱為「學」的。然而時至今日，依然存活的卻唯有「中國傳統醫學」。換言之，只有中國傳統醫學沒有被近代西方醫學所取代，而過去曾十分發達的天文學、數學等，皆被相應的西方科學所取代。某種傳統科學知識體系的死亡，自然有死亡的理由——這無非是由於相應的新興知識體系的優越性足以取代舊有的體系。因而今天如果有人倡議繼承或復興中國古代天文學、數學體系，那一定會被視為極端的民族主義心理作祟——因為舊的知識體系已然徹底喪失了繼續生存的理由。

站在只有近代西方醫學才是「科學的醫學」的立場上，作為

中國傳統科學一個分支領域的古代醫學，也早就喪失了生存的理由，但它卻依然存活著。於是便需要從其他的角度為其尋找存活的理由。最常見的解釋是：中國地大人多，近代西方醫學雖然在明末清初即已開始傳入，但在此後很長的一段時間中始終無法滿足幅員遼闊的廣大農村與落後地區衛生保健的需求，因而需要傳統醫學作為補充。再者，在落後、保守心態的支配下，人們往往會對傳統的東西更容易接受，而對先進的「科學」持抵觸態度。一句話：中醫存活的理由在於「落後」。然而從現實情況看，這客觀與主觀兩方面的理由都不能成立。

首先，從經濟的角度講，民國時期那種傾家蕩產也打不起一針青黴素、鏈黴素的狀況早已不復存在。相反，在二十世紀下半葉的數十年中，不要說中醫慣用的健脾補腎、滋陰養血的藥劑的價格無疑會大大高於一般西藥，就是一劑普通的感冒藥，其價格也通常是一支退燒針劑或抗生素的數倍。所以公費醫療的管理條例對中藥的使用有種種制約，對西藥則沒有任何限制。因此，試圖從經濟或價格的角度去尋找中醫存活的「理由」，顯然是行不通的。

其次，是現代醫療服務是否能夠滿足需求的問題。在當代中國的大中城市中，現代醫療衛生保健的普及程度，已然完全能夠滿足市民的需求。按照上述「彌補不足」的解釋，傳統醫學在大中城市中理應喪失其繼續生存的理由，但情況卻恰恰相反——人們在可以十分容易地充分享受現代醫療的狀況下，對傳統醫學仍然有所需求。而且往往是在十分便利的現代醫療無法解決自身的疾病煩惱時，才需要費些氣力、捨近求遠、不惜重金地尋找那些

「華佗再世」的中醫大夫。而在偏遠地區，人們通常是費盡氣力、捨近求遠、不惜重金到縣城、省城、甚至首都尋求西醫的治療。如果你有機會到縣城去看一看，就會發現縣醫院（西醫）總是繁忙擁擠，而縣中醫院卻時常門可羅雀。足見民眾中並不存在親近傳統、抵觸「科學」的心態，反而是對西醫充滿了崇拜與迷信。「打吊針」（輸液）通常被視為疾病嚴重、且得到了最好治療的象徵。老人「打了吊針」後死亡，晚輩可以充分自慰——盡了孝道；孩子「打了吊針」後死亡，父母足以自慰——盡了愛子之心。

對於一個醫學生來說，如果他學的是中醫，那就一定要在大城市中尋求就業的機會——他可以成為教授、專家，可以從事研究，甚至出國講學，最差也可以成為一個收入不差的臨床醫生。但如果他到了基層，那就趁早改行——因為那裡更需要的是西醫。

從上述方方面面的比較觀之，中醫賴以生存的基礎顯然不是「落後」。這一點在未來時代中或許會表現得更加明顯。因為在現代社會中，西醫更具有滿足基本衛生保健需求的能力；而中醫實際上更適於「城市貴族」現代病、老年病不斷增多，病情日趨複雜，對衛生保健的需求不斷提高的客觀狀況。經濟越是發達，人們就越是需要多種不同的醫療服務；診斷設備越是先進，現代醫學不能解決的問題就越見增多；物理、化學、手術等足以改變人體自然狀態的治療手段越是進步，醫學本身造成的疾病（醫源病）也就越是複雜。這些，都為中醫、中藥這種注重恢復人體自然狀態與功能的醫學提供了更大的活動舞臺。——這，實際上才是中醫能夠在當代社會中存活的基本理由。

三、我們正在丟棄什麼

半個多世紀以前，一些對中西醫學均有所瞭解的日本醫藥學家開始利用現代化學實驗手段，研究中藥的有效成分。這種研究的動機也許僅僅是站在現代醫學的立場上——為了從生藥中尋找某些新的藥物資源；也許完全是一種純粹的科學研究——欲知其然與所以然。然而當某些中國的「先進分子」效法此道時，或許除了上述兩種可能的動機外，懷中那顆無論怎樣被西方科學薰陶也永遠不會泯滅的「中國心」還會構成第三種「動機」——研究、利用、昭示中國的文化遺產。應該說無論哪一種動機，都是十分美好的。但自那時以來，中醫界人士即對這種研究持強烈的批評態度：這將導致中醫的消亡——「存藥廢醫」！

半個多世紀過去了，「存藥廢醫」的悲慘景象似乎並未出現——「辨證論治」仍然是當代中醫施醫給藥的原則；中藥有效成分的研究，也沒有取得預期的效果。其原因在於單味藥物的有效成分的研究與提取，相對而言還比較容易實現；但中醫之所以能夠治病，在大多數場合下都是依靠多種藥物的配合，而試圖搞清這「一鍋湯」中有效成分的研究，恐怕實在是比當年居里夫人發現並提取到放射性元素還要困難。據從事過此項研究的業內人士講：多種中藥熬成的「一鍋湯」，是一個不可思議的奇妙世界——單味藥

物中或酸或鹼的有效成分放在一起煮上幾十分鐘，照理說只能生成一大堆鹽，哪裡還能保持原來的性質與活性？但中醫講究的偏偏就是「用某藥制約某藥」、「用某藥輔佐某藥」。這個熬藥的普通砂鍋，實在是可與太上老君的煉丹爐相比——在這個小小的混沌世界中，不知造就出了些什麼令科學家感到傷透腦筋的東西。

實際上，即便是單味藥有效成分的研究也沒有那麼簡單。如果你去翻閱這方面的研究報告，一定會看到許許多多同一模式的研究報告：藥物學家通過某種實驗方法，弄清並提取到某種植物中的有效成分。你會認為這就是偉大的科學，這就是科學的偉大，這就是某種自然之物能夠治病的本質。但如果你是一位有實際治療經驗的臨床大夫，就會發現問題並非如此簡單。例如注射從麻黃中提取的麻黃素，可以像服用生藥麻黃一樣興奮交感神經而起到平喘的作用，但通常卻不能起到發汗治感冒的作用。業內人士發現，人參葉中「人參皂甙」的含量並不比根中的含量低，但以價格低廉的「人參葉」替代價格昂貴之「人參」的美好願望，卻根本無法實現。研究者只能告訴你說：人參的根中含有的一些其他成分，是葉中所不具備的，例如黃酮類物質。那麼，在這種情況下，難道我們不能問一下：究竟什麼才是人參的「有效成分」？這時，你會發現自然界的偉大：一種植物並非等於一種單一的物質，而是一個完整的「小宇宙」——其中究竟含有多少種「有效物質」？這些生活在一起的「有效物質」相互之間具有怎樣的特殊關係？構成這種植物的多種物質中，究竟哪些是所謂的「有效物質」，哪些可以斷言為「無效物質」？「有效物質」與「無效物質」

間是否還存在著相互依存不可或缺的關係？……自然造化的鬼斧神工就是如此奇妙。當我們驕傲地宣稱：通過科學的手段，人類正在不斷認識自然，並要求公眾充分相信這種認識，仿效這種認識途徑繼續深入地不斷認識自然的時候,也許正是逐漸遠離自然、遺棄自然的過程。

這種觀點，難免有「反科學」的嫌疑、有不可知論的味道，其實不然。毫無疑問，只有科學實驗才能告訴我們人參中含有一種名叫人參皂甙的物質（或者說是一種「有效物質」），並能說清這種物質的化學成分與藥理作用；還能告訴我們人參根、葉藥效不同的原因在於根中含有一些葉中沒有的其他成分；甚至不必懷疑，總有一天科學實驗能夠說清那「一鍋湯」的混沌世界中發生了怎樣的變化，造就出了哪些治療疾病所必需、而自然界中又沒有的物質。但是，從「必然王國」向「自然王國」邁進的路途實在是太遙遠了。甚至於從理論上講，人類永遠只能相對深入地瞭解因果長鏈中的某些環節，而不可能窮盡它。記得有位偉人曾經說過：哲學的光榮就在於堅持從世界本身說明世界，而把其中的細節問題留給未來的自然科學。中西醫學，中國古代注重整體的哲學性思維方式與近代科學注重實證與分析的研究途徑，恰恰可以作為人類認識自然的兩種代表性模式。無論單獨強調哪一方面，難道不是片面嗎？因此，對於得天獨厚享有祖宗遺產與近代西方科學雙重恩惠的中國人來說，最好不要輕易地丟棄某一方面，變成只能用一隻眼睛看東西、用一隻手吃飯做事的殘疾人。

圍繞著「唯一存活的傳統醫學」這樣一個特殊事例，可以說

中國社會正在丟棄的還遠遠不僅僅是一種哲學式的思維方式。從上面的論述中不難看出，要想成為一個好的醫生，實在是需要有淵博的知識與聰明的頭腦。在古代社會，為儒、為醫是智者的兩大選擇，前者治理人類的社會秩序，後者治理人類的肉體之身。固有「不為良相，則為良醫」之說。但在當今社會，充分發揮個人聰明才智、完成自我實現的途徑實在是太多了。相比之下，醫學已經不可能像過去那樣獲得眾多傑出人才的青睞。中國古代那種以「醫者意也」為特徵、需要極大個人創意的醫學，必然會被易於理解與掌握、技術化的醫學所取代。

其次，商品經濟的發展也不適於中國傳統醫學個性化特徵的生存。這一問題通常是以「藥物」為媒介表現出來的。首先是手工抓藥的問題：在降低成本、提高效率的時尚影響下，藥工對那些只配「一劑」的處方充滿了怨氣，因為他們的勞動報酬是根據抓藥多少來計算的。一張處方如果配五劑甚至十劑，其「勞動效率」就會高得多。在這種情況下，醫生即便再想貫徹「辨證論治」的原則——根據病人服藥後的變化不斷調整處方，也不得不顧忌到藥工的眼色與抱怨。一個幼兒感冒的病例，按照實際情況大概只需要配一劑藥就可以了，但是如果關係到醫生與藥工兩方面的利益，患者就不得不拿回一大堆藥。相比之下，西藥的藥片、瓶裝的水劑、注射的針劑，如果不是大夫黑了心腸為了多賣藥、多賺錢，一般是不會有這樣的問題的。

於是，人們自然要考慮改進中藥的劑型——使它與西藥一樣方便。這時，中醫的「辨證論治」的特色，具體問題、具體分析

　　的「靈魂」也就喪失了託身的場所。具體到劑型的改革，日本的漢方醫學採取的是沿襲古代「散劑」的作法，即將某些常用方劑製成藥粉，直接吞服，稱為「散劑」；以開水浸泡或煮沸後飲其藥液，謂之「煮散」。散劑除了不能靈活調整其成分構成的問題外，就藥物成分本身而言，應該說與湯劑、丸劑、膏劑等沒有本質的區別。但在中醫的故鄉，劑型的改造卻更加「現代化」。一條條流水線生產出的是裝在安瓿中的透明液體。我曾經就某兒科研究所生產的此類「現代中藥」問過業內人士：根據其配方看，治療兒童的感冒應該沒有問題，但何以實際效果卻極不明顯？回答是：為了追求沒有沈澱物與懸浮物，而導致「有效成分」大受影響。

　　看來，早年科學實驗與探索並未導致的「存藥廢醫」問題，在經濟槓桿的驅動下；在追求「現代化」美好願望的推動下，終於有可能出現。

中國傳統醫學的「傳統」與「革命」

　　西方人稱中醫為「traditional Chinese medicine」（中國傳統醫學）。在一般人看來，「傳統」的最大特點就在於從古到今一脈相承，流傳沿用而不變。再者，傳統的東西還往往具備這樣一個特點：從其誕生伊始，就是一個精美的「成熟體」，因而對於後人來說只需繼承發揚，只需殫精竭慮地去理解古代睿智聖賢的微言大義。就醫學而論，所謂「科學化」與「現代化」的問題，那只是在西方近代醫學傳入之後，當一種全新的醫學體系從根本上否定了傳統醫學的理論體系及其賴以存在的基礎，並占據了醫療、衛生保健的主要舞臺時，傳統醫學的領地中才被動地出現了「革命」。然而如果我們仔細觀察中國的傳統醫學，則不難發現：傳統之中還有傳統，傳統之中也有革命。

一、傳統中的「傳統」

　　為了便於理解「傳統中的傳統」這一表述方式所欲說明的問題，不妨以「外科」在傳統醫學中的地位以及一些相關問題作為討論的切入點。

　　當某位醫生大施「回春妙手」之神技，治癒了某患者的頑症痼疾時，常可見患者送上一面寫有「華佗再世」四個大字的錦旗或牌匾，以讚譽這位醫生技藝高超——好比神醫華佗再現人間。華佗是誰？在華夏大地可謂婦孺皆知。《三國演義》中說華佗曾為關羽刮骨療毒，後因要為曹操開顱治頭痛而遭殺害。而醫學史家則根據《三國志‧華佗傳》及注文中所引用的《華佗別傳》有關華佗開腹取疾的病例記載，來言說中國傳統醫學原本含有高明的手術技藝，只不過後世失傳了等等。

　　在此，我們不必深究華佗是否真的能夠實行開腹手術，只需注意當代民眾與史學家、科學家對於華佗作為中國古代傑出醫家代表一事所持的肯定態度。但是必須注意的是，當代人之所以對華佗持肯定讚譽的態度，在於他們均受到近代西方醫學的影響和現代科學教育的薰陶，從而首先是在思想意識中接受了「手術療法」——對此種療法持肯定態度，所以才會對華佗予以肯定與讚揚。然而這卻不能代表傳統意識——因為這種肯定的態度並非從

古至今一脈相承。總體而言，由於古代醫家對於手術療法多取否定態度，因此華佗也往往難免要受到指責與批判。宋代張杲著《醫說》，其中評價華佗「剖臆續筋之法」為「別術所得，非《神農本草》經方條理藥性常道爾」，並說只有張仲景的著作才是「眾方之祖，學者當取法云」。明代醫家虞摶著《醫學正傳》，讚揚《黃帝內經》、《難經》是「醫家之宗」；東漢張仲景的《傷寒論》是「千古不刊之妙典」；對於華佗「刳腹背、湔腸胃而去疾」的治療方法——手術療法，則指責為「涉於神怪」。清代喻昌著《醫門法律》，指責華佗是「浸涉妖妄，醫脈之斷，實儒者先斷之也。」

　　據說華佗曾創制了可以起到麻醉作用的「麻沸散」，並運用於手術之中。雖然史書、醫籍中並無「麻沸散」藥物構成的記載，或者說「麻沸散」只是一種傳說，但日本古代有位名叫華岡青洲 (1760–1835) 的醫師，基於對華佗「麻沸散」麻醉效果的執拗崇信與追求，終於研究出可以起到麻醉效果的「通仙散」，並在世界上首次完成了乳癌切除手術，從而名垂青史。像華岡青洲這樣，受到某種傳聞的影響，激發出再創造的熱情，並最終獲得成功的現象，在科學史上被稱之為「激發傳播」(stimulus diffusion)。其大概的意思是說：由於聽說某種「發明」的存在，從而激發出獨立再創造的動機與熱情，並付諸實踐、取得成功。這種聽說到的「發明」究竟是真是假並不重要，重要的是這種訊息使得其他人相信該「發明」是可能的，從中獲得創造的動機與信心。相比而言，中國古代的醫家卻絲毫沒有從華佗開腹療病及「麻沸散」的傳說和故事中獲得任何再創造的動機與熱情，其原因恰恰在於「傳

統中之傳統」的巨大影響力。

　　那麼這個具有強大影響力的「傳統中之傳統」又是如何形成的?「外科手術」果真自古以來就在中國傳統醫學中無立錐之地嗎?

　　當我們將整個中國古代醫療實踐稱之為「傳統醫學」時,其中確實存在著「外科」、存在著刀割線縫的治療方法。類似於手術刀的醫療器具「砭」,最早見述於 1973 年湖南馬王堆三號漢墓出土的醫書中 (墓葬年代為西元前 168 年)。從其記述中可以看出,「砭」的用途是切開癰腫,稱之為「啟脈」;並有需視癰腫大小淺深,選擇或製備適用之「砭」的說明。其後,在今本《黃帝內經》中記載了稱之為「九針」的醫療用具,其中含有相當於「砭」或手術刀的「鈹針」──長四寸,寬二分半,末如劍鋒,以取大膿 (《靈樞・九針十二原》)。降至隋唐時期,醫書中開始教人如何以手術方法治療金瘡腸斷、修補兔唇等等。這些似乎都足以說明中國的傳統醫學中同樣含有外科及手術療法。然而從另一方面講,我們也必須看到:儘管可以說砭石與鈹針具有相當於手術刀的功能,但在中國歷史上「外科」實際上是以治療外部的疾病為定義,並不具有現代醫學之「外科」──「以手術為治療方法之核心」的涵義。但即使如此,這種切開排膿的小手術也還是要受到非議。南宋醫家陳自明在其所著《外科精要》序文中介紹了外科不受醫家重視的狀況:「今鄉井多是下甲人專攻此科。」陳自明本人雖然重視外科,但他對外科發展的貢獻卻在於:將內科的理論學說、治療方法移植於外科;在體表局限性病灶的治療當中,貫徹中醫內科「辨證施治」的所謂「整體療法」。明代醫家薛己注釋此書時

評價：「雖以瘍科名其書，而其治法，固多合外內之道。」這是所謂「中醫外科」發展過程中的一個重要轉折。換句話說，正是由於出現了許許多多這樣的轉折，才形成了無論內外疾患，中醫皆強調「內治」這樣一種「傳統」。

宋代以後，知識分子對醫學的態度有較明顯的轉變。從鄙視醫家為「君子不齒」的「百工賤業」，轉而云「不為良相，則為良醫」，稱醫學是「吾儒格物窮理之一端」。在社會上出現了眾多的「儒醫」。由於研究「儒醫」問題的大多為社會學學者，因而他們往往只能注意到「儒醫」均有良好的文化素養、道德風範等外在特點，很難發現「儒醫」對醫學體系自身產生了怎樣的影響。前述陳自明無疑可以稱得上是一位文化素養不錯的醫家，是不同於「下甲人」的儒醫，而這也正是他的《外科精要》「多合外內之道」的根本原因。類似之例如金元四大醫家中的朱震亨，他先從朱熹的四傳弟子許謙習儒，後改業醫。從學醫、業醫的目的上講，朱震亨言：「吾既窮而在下，澤不能致遠。其可遠者，非醫將安務乎？」[1] 此乃儒醫共同的價值觀，即將為醫惠民作為自我實現的途徑之一。而在醫學理論上，朱震亨則力主「滋陰」（陰為體，「滋陰」即補其形質，擴太極而大之），反對刀針。例如婦人乳腺炎，必有成膿時，此時放出膿汁本是正治，但朱震亨卻斥責說：「庸工喜於自炫，便用刀針引惹拙痛」[2]。又例如明代的儒醫王

1　宋濂，〈故朱丹溪先生朱公石表辭〉。引自《丹溪心法》，上海科學技術出版社，1959 年，第 389 頁。

肯堂，在其所著《證治準繩》中載有治療一切癰疽腫瘍的著名方劑「仙方活命飲」，藥物組成中含有代替刀針作用的穿山甲（取其鑽洞之性）、皂角刺（取其刺透之功），同樣反映出崇尚溫和的治療方法、避免直接動用刀針的傾向。在方書中還能見到名為「代刀散」的方劑，也是以內服皂角刺來代替直接動用刀針。

　　在眼科治療方面，中國傳統醫學通常是從肝臟功能著眼，採用內服藥治療為主。印度眼科傳入之後，中醫除接受了「金針撥內障」的技術，還在鉤、割、烙等手術治療方面大受影響。可以說經過在手術療法方面吸收域外醫學技藝，中醫眼科始見較明顯的發展，形成了藥物（內服與外用）和手術療法並重的格局。在流傳的眼科著作中，雖然能夠看到印度醫學知識直接或間接的影響，但均為經過改造後的吸收。在理論方面，將印醫的「五輪」改造成與五行相配的「五輪」說；對於「鉤割針烙」的手術療法，則在明記：「右龍木論金針開內障大法」的同時，卻又說：「鉤割針烙之法，肇自華佗」[3]。清代黃庭鏡《目經大成》則說：「原夫鉤割針烙之術，仿黃帝九針所作，聞自漢華元化先生得來，一云龍樹山人，未知孰是。」這些在學術源流上附會黃帝九針、華佗技藝的，還算不上保守派；至如《一草亭目科全書》、《異授眼科》、《銀海指南》等，則在內容上只取藥物治療方法，根本不接

2　朱震亨，《局方發揮》，人民衛生出版社，1956年，第63頁。

3　傅仁宇，《審視瑤函》卷一〈鉤割針烙宜戒慎論〉上海人民出版社，1959年，第29頁。

受手術療法。有意思的是民國時期曹炳章 (1877–1956) 在編撰《中國醫學大成》時，於眼科則唯收此三書，其用心顯然是為了捍衛「傳統中之傳統」。

　　類似情況在藥物學中也有表現，這從歷代醫家對於《神農本草經》的態度可以知曉。眾所周知，《神農本草經》是現知最早的本草學著作，但其載藥不過三百餘種。南北朝陶宏景搜採歷代名醫附經為說的文字進行增補，唐宋兩代再行修訂而成《新修本草》與《證類本草》，其載藥數量及各方面內容均大有增加，但《神農本草經》原文的核心地位卻毫不動搖。明清醫家對於《神農本草經》的尊崇程度空前無比，他們批評李時珍在《本草綱目》中引用金元醫家的見解注釋《神農本草經》；並從《新修本草》、《證類本草》等保存有原始文字的官修本草中輯復早已失傳的《神農本草經》；著有《本草崇原》、《本經逢原》、《神農本草經百種錄》、《本草經讀》、《本經疏證》等「疏本經大義」的著作。醫家們一邊不斷地賦予東漢醫家張仲景所著《傷寒雜病論》的條文以新的解釋，通過重新排序而提煉出一個「六經辨證」的綱領，一邊又指責魏晉太醫令王叔和的首次整理是「碎剪美錦」、「買人居奇」。我們固然可以認為這些現象都是尊經復古的表現，但還需注意到他們並非有經即尊，凡古必復。更何況《傷寒雜病論》原本並非是「經」，而是通過宋代以後醫家的重新解釋才從一般方書上升成為理論性著作，成為「經」的。顯然，後世醫家實際上是在整理、構建醫學體系的過程中，根據自身的需求尋找適合的材料。中醫著作雖然不勝枚舉，醫方著作又何止千萬？但其中最受推崇的核

心著作不過數種；常用的方劑、藥物亦都十分有限，於是這些內容便構成了中國傳統醫學寶庫中的核心、精粹、主流——也就是傳統中的傳統。

二、傳統中的「革命」

中國科學院院長路甬祥在一篇闡述科學發展之歷史的文章中談到：「科學的意義在於發現和創新。有新的發現，對已有的知識按新的觀點進行分析和歸納，創造新的科學理論和新的科學方法，或者開發科學知識新的應用」；「貝爾納 (T. D. Bernal, 1901–1971) 提出，許多科學觀念的改變就合成一場科學革命。迄今，已發生的科學革命，其中包括一些重大的科學突破，往往不僅僅是重大知識和方法上的創新，而且從某種意義上是對原有知識結構和理論體系的重整與更新。」[4] 這些固然都是就誕生於西方的近代自然科學而言，但索之於中國古代的科學——古代中國人對自然的認識，亦不無相合之處。傳統醫學的基礎理論體系雖然基本上可以說形成於秦漢時期，今天的中醫教材雖然還在使用著這些經典性論著作為教材及指導臨床實踐的準繩，從表面上看「傳統」可

---

4 路甬祥，〈科學的歷史經驗與未來〉，《自然科學史研究》，1998 年第三期，第 197–206 頁。

謂是漫長歷史過程中的「保守性」方面，是對某種文化內容的繼
承，但實質上其間亦屢屢有「革命」發生。這種革命有多種表現
形式，首先即是揚棄[5]，例如第一節中所談對於外科手術療法的
直接排斥。同時通過對某些認知方法與實用技藝的大加提倡，從
而在豐富多采的醫學知識與應用技藝中構建起一個核心的體系。
其二則是概念的重組，例如在先秦時期「陰陽」與「五行」本為
兩家之學，各自為說，表現在醫學領域中亦是如此：眾所周知，
《黃帝內經》各篇並非成於一人之手，亦不是一時之作，其中某
些篇章以「陰陽」為立論基礎，某些則以「五行」為說理工具。
至東漢時期，出現了《難經》，其最主要的特點之一就是要將陰陽
與五行結合在一起[6]。例如講「一脈為十變」，原因是五邪（五行
比類）與剛柔（陰陽劃分）相互作用（5×2＝10）；積聚分為陰陽
兩種，是陰陽的運用，續將「積」分為五類，則是五行說的體現。
後世秉此，大談五臟各自的「氣血」、「陰陽」問題，正是「五行」
與「陰陽」兩說相合的延續與發揮。

　　又如在後人補入今本《黃帝內經》的「七篇大論」中，出現
了前所未見的「運氣學說」。這個學說的第一個特點是將「五運主
時」，即五行在一年當中各主七十二日的學說向前拓展了一步——

5　「揚棄」的準確涵義並非是指簡單的排斥或否定，而是指通過否定某些
　　內容、改造某些內容，進而建立起某種新的東西。

6　廖育群，〈「難經」醫學理論的時代特徵〉，《中華醫史雜誌》，1993 年第
　　一期，第 20–26 頁。

五行不僅主時，而且主年。於是便產生出了一種新的學說。「五行主時」，原本與四季氣候變化等自然現象有著密切的關係，但向前拓展一步之後，即與「自然」失去了任何內在的聯繫。運氣學說的第二個特點，是將五行（五運）與陰陽（六氣）結合在一起，用以解釋疾病發生、疫病流行的原因。由於五行與陰陽結合在一起，於是「五運」便各有「太過」與「不及」的兩種表現形式；又由於五行要與六氣（三陰三陽）相配存在著困難，於是又將五行中的「火」加以改造，出現了「君火」、「相火」的概念。這些改造、新的概念，對於此後中醫理論的發展產生了深刻的影響。「七篇大論」所闡發的雖然都是「運氣學說」，但這七篇文章原本各自獨立，使用不同的概念與推算方法。簡單地說，一種推算方法中不過各有一運一氣。但是到了宋代，醫家卻要將這七篇文章視為一個整體，或者說是有意識地要將其改造成一個完美的體系，由此便產生出多種「運」與「氣」的概念，分別稱之為主運、客運、中運、大運，主氣、客氣、歲氣、司天之氣、在泉之氣等等。用現代語言說，即在「運氣」之下分別出現了許多子概念。

　　「革命」的另一種表現形式是賦予原有的概念術語新的內涵與解釋。例如金元以後的醫家，或許是因宋代醫學考試必有「運氣一道」的影響，對運氣學說極為熟悉，並常常可見強調運氣學說重要性的論說。但從事實際治療的醫家無疑都不難發現，臨床上並看不到疾病的屬性存在著依運氣推算所示的規律。於是便又對運氣學說進行了偷梁換柱的改造。例如金元四大醫家之一的劉完素，以力倡運氣而聞名，但他所說的運氣並非依時間變化的運

氣，而是根據臨床表現而定。雖然劉完素強調「醫教要乎五運六氣……不知運氣而求醫無失者鮮矣」（《素問玄機原病式·自序》），又著《內經運氣要旨論》以「明天地之造化，論運化之盛衰」，但他思想中所要說明的實際是認為天地間存在著不同屬性（風、寒、暑、濕、燥、火）的「病氣」，這是使人患病的根本原因：「病氣為本，受病經絡臟腑謂之標也」（《素問玄機原病式·六氣為病》）。天地間的「病氣」誰也看不見，脫離運氣循環的固定時間推算，則只不過是通過臨床表現來反推病因為何——感受了天地間的哪種「病氣」。因此這樣的運氣學說，不僅不是真正的運氣學說，甚至連病因學說方面的意義也不甚明確。其實質乃是對疾病性質、屬性的診斷（定性），並由此決定治療方法。金元以後的運氣提倡者，實質上有許多都屬此類。

又如「元氣」是一個十分古老的概念術語，金代醫家李杲強調一切疾病皆由脾胃之氣受損引起，於是便將「元氣」解釋為「胃氣」；後來的醫家重視「補腎」，便將「元氣」解釋為「腎氣」。古人在不知道尿循環、尿生成的基本生理過程時，以為經口進入胃、腸的水分是通過某個器官滲入膀胱的，所以五臟六腑中含有一個後人不能確指為何器官的「三焦」。在《黃帝內經·素問》中明確地指出，三焦的功能是「決瀆之官，水道出焉」；但大約在唐代開始，三焦被解釋成為人體上、中、下三段，心肺之疾可以說「病在上焦」，脾胃之患為「中焦之疾」，胎產經帶、陽萎不育、腰膝痠軟則屬「病在下焦」。到了清代，溫病學家脫離東漢張仲景以來「六經辨證」的體系，用上、中、下「三焦」作為劃分熱病進程

的「階段」，使得這個概念的內涵發生了徹底的改變。

綜觀中國傳統醫學幾千年的發展歷史，小的「革命」時時可見，但有幾次大的「革命」不容忽視。首先是今本《黃帝內經》集結成書的時代，過去一般認為今本《黃帝內經》成書於戰國時代，但自馬王堆漢墓醫書出土之後，這種觀點受到了極大的衝擊，很多學者傾向於其集結成書應在西漢末年，甚至再晚一點。今本《黃帝內經》，即《素問》與《靈樞》兩部獨立著作，雖然處處可見有關人體生理、病理的不同解釋，以及完全不同的治病方法，但從其分別由「九卷」、九九「八十一篇」這樣的「完美數字」構成，即能體會到編撰者力圖構建完美體系的用心。西漢末年，王莽曾「網羅天下異能之士，至者前後千數，皆令記說廷中，將令正乖繆、壹異說」（《漢書·王莽傳》）；西元 79 年，「諸儒會白虎觀，講議五經異同，帝親稱制臨決，如孝宣甘露石渠故事」（《後漢書·章帝紀》），都反映出當時文化體系整理的背景。特別是王莽時代，其事所涉明顯不是儒家學問正統，所網羅者乃「天下異能之士」，理應與「方技」有關；其目的又是「正乖繆、壹異說」，這些都有助於我們思考《素問》、《靈樞》的成書時代、編輯意圖等等。下面這個典型的例子可以看出今本《黃帝內經》中是如何「壹異說」的。

《素問·五臟別論篇》開篇之處提出了這樣一個問題：

> 黃帝問曰：「余聞方士或以腦髓為藏，或以腸胃為藏，或以為府；敢問更相反，皆自謂是，不知其道，願聞其說。」

由此可知，中醫的「臟腑學說」在早期並沒有一個統一的模式，而是呈多樣性狀況。其下為回答這一問題而言：

> 腦、髓、骨、脈、膽、女子胞，此六者，地氣之所生也，皆藏於陰而象於地，故藏而不瀉，名曰奇恆之腑。夫胃、大腸、小腸、三焦、膀胱，此五者天氣之所生也，其氣象天，故瀉而不藏，此受五臟濁氣，名曰傳化之府，此不能久留，輸瀉者也。

在其後的文字中又談到：

> 所謂五藏者，藏精氣而不瀉也，故滿而不能實。六腑者，傳化物而不藏，故實而不能滿也。

概括這些論述的內容則成表 1，這也就是自《素問》之後直至今日，中醫教科書中的臟腑學說。

表 1　臟、腑的劃分與功能

分　類	器　官	功　能
五　臟	心、肝、脾、肺、腎	藏精氣而不瀉，滿而不能實
六　腑	胃、大腸、小腸、三焦、膀胱、膽	傳化物而不藏，故實而不能滿
奇恆之腑	腦、骨、脈、膽、女子胞	藏而不瀉

然而這個體系化、經典化的「臟腑學說」卻有許多可以質疑之處，述之如下：

1.「膽」既是六腑之一，又是奇恆之腑。上引《素問·五藏別

論篇》述「傳化之腑」時雖未言及膽，但後面對比五臟六腑功能時，言六腑為「傳化物而不藏」，顯然指的不是數目為「六」的奇恆之腑，而是通常所說的「六腑」。

2. 一般言說五臟六腑時，是陰陽相對，即臟為陰、腑為陽，何以此處奇恆之腑「皆藏於陰而象於地」呢？

3. 「傳化之腑」何以為五？而不是像其他篇中所說為六？

如果仔細分析一下上引文字中有關「奇恆之腑」與「傳化之腑」的文字，則可整理成表2，並不難發現兩者已經構成了一個自洽的對應體系。

表2　「奇恆之腑」與「傳化之腑」的比較

分　類	數字	器　官	比類	功　能
奇恆之腑	6	腦、髓、骨、脈、膽、女子胞	象地	藏而不瀉
傳化之腑	5	胃、大腸、小腸、三焦、膀胱	象天	瀉而不藏

表3　「五臟六腑」說的基本內容

分　類	數字	器　官	比類	功　能
五　臟	5	心、肝、脾、肺、腎	象地	藏而不瀉
六　腑	6	胃、大腸、小腸、三焦、膀胱、膽	象天	瀉而不藏

這樣一來便不難看出，上述質疑諸點之問題的產生原因，大概皆是因為該篇作者要將表2所示的自洽體系與另一種自洽體系「五臟六腑」說（表3）融合在一起而引起的。不管這個改造、融合的結果是否完美，但作者「壹異說」的意圖是十分清楚的，而且

千百年來並未有人對此提出質疑，始終將這一模式「五臟─六腑─奇恆之腑」作為中醫臟腑學說的範式。值得一提的是，在大約成書於東漢時期的《難經》一書中，有人對「五臟六腑」說提出了改造的意見，即：

1.「臟」應該為「六」（偶數陰）。

2.「腑」應該為「五」（奇數陽）。

具體的改造辦法是：

1. 將兩枚腎臟解釋成兩個獨立的「臟」──左「腎」（屬陰、屬水），右「命門」（屬陽、屬火）。

2. 因六腑中的「三焦」有名而無形，故「腑」為五。

儘管在中國傳統文化中「陽奇陰偶」的數術觀念一直被廣泛使用，但這一「合理化建議」卻未被醫學家們接受──某種理論學說一旦形成，便會植根於民眾之中，要想改變並非易事。只是到了宋代以後，隨著《難經》一書在醫學中的地位上升，醫學家們才逐漸在思辨與理論建構中開始重視「命門」──將其作為一個獨立的概念加以論說。其代表人物即明代醫家張景岳[7]。

　　類似之例則是經脈學說，近年來由於湖南長沙馬王堆、湖北江陵張家山漢墓醫書，以及四川綿陽經絡木人等一系列考古發現，方使人們瞭解到早期經脈學說的多樣性。直到今本《黃帝內經》

---

7 詳見張氏所著《景岳全書》，其要在於將左腎視為「真陰」、「真水」的寓存之處；右腎（命門）為「真陽」、「真火」的寓存之處。創制了「左歸丸」、「右歸丸」兩個代表方劑，分別用於滋補「真陰」、「真陽」。

成書時,《靈樞‧經脈》給出了一個經脈學說的範式,起到了「正乖繆、壹異說」的客觀作用。此後人們即一直尊而奉之,未見大的改變。

第二次大的革命,可以說是出現於宋代,延及金元。例如東漢醫家張仲景所著《傷寒論》,原本只是被視為一部「方書」,自宋代成無己注釋此書,始展現出一個「六經辨證」的理論體系,因而受到越來越多醫家的重視。《傷寒論》才逐漸從「方書」上升成為「經」;張仲景也歷「亞聖」之位,最終走上「醫聖」的寶座。醫家從《傷寒論》中闡發出的微言大義、六經辨證體系、組方理論、用藥原則,是否能夠代表東漢時期的醫學認識與水平,大可加以研究。日本中世紀的著名醫家、古方派的代表人物吉益東洞力倡使用《傷寒論》的方藥,但其所著《藥徵》一書卻認為《傷寒論》的用藥原則毫無例外地只是對症下藥——有是症,則用是藥。或許這更接近於《傷寒論》的本意。

其後,出現了各以己說鳴於世的劉完素、張從正、李杲、朱丹溪四位代表性人物,被後人稱之為「金元四大家」。這四位人物的共性在於皆自謂忠實於《黃帝內經》,然理論學說卻各不相同。《四庫全書總目提要》謂:「儒之門戶分於宋,醫之門戶分於金元」,即是指此而言。這四位醫家的共性之二在於雖然立說各異,但卻均試圖以一個終極的原因解釋複雜多樣的疾病現象:劉完素認為所有的疾病都由「火熱」為患;張從正說疾病非人身固有之物,故可歸為一個「邪」字,用汗、吐、下三種方法將病邪驅出體外,即可含括「治病」的全部意義;李杲以為脾胃消化飲食、

吸收營養，乃是生命之本，故只需調理好脾胃則無病不癒；朱丹溪視「陰」為本，無陰之體則無陽之用，所以治病只在滋陰。從表面上看，這四位醫家代表了金元時期醫林中不同學派的見解；但從本質上看，他們都是在「力矯時弊」——否定當時社會上普遍流行的醫學理論與治療方法。換句話說，也就是要在醫學理論與治療方法上促成一場革命。事實上他們的目的也都達到了，劉完素創制的著名方劑「防風通聖散」至今仍作為常用成藥售於藥店，並從理論上修正了以往「先解表、後清裡」的治療原則——表裡雙解；李杲的「補中益氣湯」同樣售於今日之藥店，並被廣泛應用於貧血、骨折不癒合、胃下垂等多種疾患的治療當中；朱丹溪滋陰養血的「王道」更是備受後人青睞；唯有張從正的攻邪理論——「霸道」，難被醫家患者所接受。

　　第三次革命應該說產生於近代西方醫學傳入之後。研究者一般較注意西方醫學傳入之後，傳統中醫如何捍衛自己的醫學體系與生存空間，卻忽略了由於存在著另外一種醫學體系，傳統的一方在不知不覺中即會發生許許多多潛移默化的變化。例如在西方醫學傳入以前，中醫並不瞭解人體的脈管系、神經系，他們認為這些都屬於「脈」的概念範疇。只有當清晰的解剖圖、脈管系模型，以及有關血管、神經的功能解釋都展示眼前時，中醫才知道「經脈」是看不見的。並在某些人試圖以血管、神經解釋「經絡」時，發出強烈的反對意見。又譬如中醫幾千年來甚至不知道心臟會跳動，在他們的心目中，「心」為君主之官，豈能日夜不休地勞動？因此十二經脈循環圈的起點是在胃——通過消化飲食獲得了

氣血運行的功能。也許有人會問：難道中國古人對於自己胸前手觸可知的心尖搏動會無所察覺嗎？的確有所察覺，但在中醫學裡將此解釋為：「胃之大絡，名曰虛裡，出左乳下，其動應衣。」或許又有人會問：難道活人與死人存在著心跳或不跳的差異也不被人察覺嗎？中國古代對於死亡的判斷的確只注意呼吸和體溫。任何一位老中醫，不管他的現代科學知識多麼有限、不管他多麼保守、排斥西醫，恐怕沒有再將經絡與血管混為一談，或不知心臟會跳動者；他們雖然會反對用西藥治療腎炎，但不會再認為尿是從腸子深入膀胱的，而且清楚地知道這是「腰子」出了毛病。在沒有搞清肺循環與氣體如何交換的時代，人們絕對不可能設想吸入的空氣只是到了肺裡，而是設想吸入的空氣要在五臟間周遊一周。然而現代的中醫再也不會這樣看待呼吸過程了，其原因就在於有了西方醫學的存在。諸如此類的例子不勝枚舉，如果看看這些事實、這些變化，誰還能說中國傳統醫學與近代西方醫學僅僅是對立的關係，是相互排斥的？誰還能夠無視西方醫學傳入之後，傳統醫學內部發生的變化？實際上，西方醫學傳入之後，中醫學內部所發生的革命，是最徹底的、也是最重要的一次革命。在這場革命中，中醫接受了近代科學有關人體形態、解剖學方面的基本知識，否定了自身體系中的錯誤學說。在這場革命中，中醫接受了西醫的病名，而將自己原來的病名，如氣虛、血虛、痰濕、氣鬱等，改稱為「證」，強調中醫的特色在於「辨證施治」。其實，「證」與「症」在前此的漢語中是通用的，凡「症」皆可稱「證」。「辨證施治」的提出，實際上要遲到近人編寫中醫教材才見使用。

他們不會再像李時珍那樣說三指診得之脈會出現寸快尺慢（食指快、無名指慢），因為他們知道心跳決定脈搏只能是一致的。但是他們並不去批判自古以來這種說法的錯誤性，不去思考何以會有這種錯誤產生，不去懷疑究竟哪位醫生真的摸到過這種脈。他們悄悄地揚棄自己傳統中的謬誤；努力發揚光大傳統醫學的長處與優勢，希望能將經過這次革命性的改造之後所形成新的「傳統中的傳統」——辨證施治的思想方法、豐富的治療經驗、用藥知識，傳遞給自己的後代。並希望全人類都能受惠於東方傳統科技中唯一仍舊具有生命力的知識體系——中國傳統醫學。他們還希望西方醫學能在吸收東方文化的基礎上也發生一場革命，從而創立出一種新的醫學體系。

三、傳統醫學的現代化

問題一：現在的中醫是否與古代的中醫相同？

問題二：如有不同，那麼區別何在？

這樣的問題應該由誰來回答？西醫與一般人一樣——無力回答這樣的問題，因為他們不瞭解中醫這門學問。史學家（包括科學史家）及哲學家大概可以對問題一作出原則性的回答「不一樣」，但卻無法回答問題二——因為他們同樣不瞭解這門學問的具體內容與發展的過程。

　　中醫業內人士大概會說「沒什麼區別」——因為他們大多僅僅是在二維空間上看待並使用著這門「依然存活的古代科學」。就像本文一開始所談到的那樣：人們往往會認為傳統的東西從古到今一脈相承、流傳沿用而不變；從其誕生伊始，就是一個精美的「成熟體」，今人所言莫不屬「古已有之」。

　　專業的醫史研究者理應是上述問題的回答者，因為他們既瞭解中醫這門學問，又有歷史的眼光——能夠在三維空間上看待一門學問的發展過程。但遺憾的是幾十年來的醫史研究似乎太習慣於按照歷史朝代分別闡述醫學各個方面的發展與進步，似乎這就是歷史發展的必然軌跡，而忽視了歷史的真實面貌。在最近幾年的醫學史研究中，同時還悄然出現了一個十分有趣的新現象，即避讓開這個核心、主流，而是注目於沒有納入「傳統中之傳統」的那些內容，而且似乎越是遠離主流的東西就越顯得有味道。有人稱此為「醫學文化史」，有人稱其為「另類醫學史」，有人稱其為「醫學社會史」，甚至是「沒有醫學的醫學史」。我以為這類研究都可以納入一般歷史學的範疇。因為就其本質而言，只不過是在歷史研究的過程中擴大史料的利用範圍，拓展了史學研究的範圍；彌補了「通史」本來就該包含人類在一切領域的認知活動，但實際上卻未包含被今人稱之為「科學史」的那些人文歷史之缺陷。而對於醫學史或科學史研究來說，則有助於看清「傳統中之傳統」——古代科學技術的主流體系是如何從龐雜的「歷史存在」中拔萃而成。

　　因此，醫學史的研究，如果不是那種純史學性質的考證，或

「成就派」式的讚揚，而是真正能夠深入到學術內部的理論性研究，那麼就最有資格來回答什麼是「中醫現代化」的問題。這也就是為何我一再強調「傳統中之傳統」的原因所在。因為在漫長的歷史中，構成這個「傳統」的方方面面並未出現平行發展的局面。而是在特定的文化背景下，通過有目的地「選擇」，建構起一個龐雜體系的核心，並因此引導與規定著這門學問的發展。另一方面，當知識的積累達到一定程度，傑出人物、社會環境等各方面因素皆充分具備時，學問體系的內部即有可能產生或大或小的「革命」——知識的重整與創新。「傳統中之傳統」的構建與「革命」兩方面的綜合作用，決定了傳統醫學這門學問古今大不相同。可以說，今日的中醫，絕不是古代的中醫。從這一角度出發，從這樣的立場看問題，中醫並不存在「亟待解決」的現代化的問題——因為它已經「現代化」了，並將永遠隨著時代發展而不斷發展。一切有關中醫「現代化」的呼籲，實際上都是將當代的中醫視為幾千年來一成不變的學問體系，都是以當代西方醫學為尺度來衡量中醫這門學問。

至於說中國的傳統醫學究竟是否還有沿著自身固有軌跡向前發展的空間？無論是從理論上講，還是從客觀實際上講，回答都應該是肯定的——只要你承認近代科學不是「唯一的科學」，不是「正確、真理」的同義詞，不是「終極真理」。但究竟如何發展，則只能由事實做出回答，沒有必要去做太多的空洞「預測」。

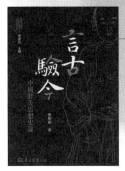

言古驗今——中國針灸思想史論 張樹劍／著

本書展現了近年來流行的跨領域合作研究，以醫學理論搭配歷史學研究方法，激盪出醫療史的新視角。作者透過中國古代醫學文獻典籍，重新闡釋傳統針灸的概念，以理解不同時代的學術環境如何影響針灸理論的發展，並進一步以重要人物為主軸，審視針灸及中醫將如何突破傳統而呈現出多元方向與溝通中西的現代模式。

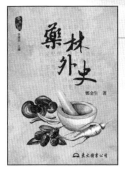

藥林外史 鄭金生／著

跟風吃補、濫服藥物，中醫藥養身保健之外的另一面！
美術、文學、宗教，中醫藥的延伸面向大解析

本書以「外史」為名，從外部環境（社會、文化、人文思想等）探討中醫藥學發展的原因。作者開宗明義即強調中藥的強烈社會性，除了是醫家治病的武器，在民間社會更有道家用於長生、江湖術士用來變把戲等各種用途。中醫「藥林」汲取多方的用藥知識，又與社會文化互相滲透，從來就不是醫藥的獨家領域！

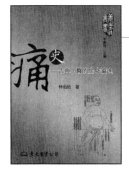

痛史——古典中醫的生命論述 林伯欣／著

「痛」是人類共有的不愉快感覺與經驗，作者經由各種史料與文本的分析，探索歷史、文化及醫學的相互影響，審視古典中醫學裡「痛與生命」之間的關係。本書挖掘不同時空背景下，時人身體觀與身體感的多樣性、面對身心病痛的感受與態度，及其對應的醫學理論與方法。同時，也探討古典中醫在先秦兩漢萌芽期牽涉的各種生命議題，以及逐漸成形的知識群對後世的影響。

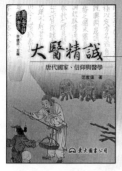

大醫精誠——
唐代國家、信仰與醫學

范家偉／著

本書以國家和信仰為主軸，探討南北朝至隋唐醫學發展的幾個重要課題。唐代結束南北朝分裂的局面，並承繼南北朝既有的醫學遺產，以南北朝、隋代所設立的官方醫療機構為基礎，整合中國的醫學，揭開中國醫學史上的新頁。唐代官方對醫學的推動不遺餘力，皇帝亦以賜藥和貶官等方式涉足醫療，間接地影響醫學發展。而「禁咒」、「辟穀」等宗教療法自古已有，許多中醫書籍亦有介紹，然作者另闢蹊徑，將之置於唐代的歷史脈絡，考察唐代宗教信仰與醫學發展的關係。

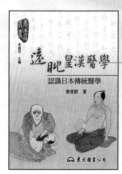

遠眺皇漢醫學——
認識日本傳統醫學

廖育群／著

本書並非依時間順序、全面述說日本漢方醫學的「通史」性著作，亦不糾纏諸如某位著名醫家生卒之年、著作撰寫或出版年分的考證，而僅是就這方面的風雲人物、有趣之事、垂世之說，略作介紹。以使讀者得以遠眺東方地平線上扶桑之國的古代醫學，瞭解中國傳統醫學在異域獨立生活的方方面面。

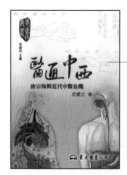

醫通中西——
唐宗海與近代中醫危機

皮國立／著

您比較相信中醫還是西醫呢？您是否對許多中醫的名詞，例如氣化、三焦、命門等名詞有興趣，或者覺得為無稽之談呢？本書透過唐宗海醫生的醫論，來告訴讀者當中醫與西醫在近代初遇時，彼此對於醫學理論認知以及人類身體的解讀，到底存在什麼樣的歧異。唐宗海於其醫論中傳達傳統中醫的各種理念，並試著融合西醫「眼見為憑」的身體形質，解說許多我們「視而不見」的身體運作。

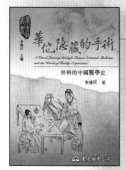

華佗隱藏的手術：外科的中國醫學史　　李建民／著

中醫長於內科嗎？傳統的中國醫生不會動手術？這本書推翻了上述的成見。本書提出了原創性的論點。中醫外科的身體觀是「肌肉的」身體觀；「局部的熱」是中醫外科的生理及病理核心的概念。而中醫與西醫的分歧，最主要的區別是中醫外科「內科化」的歷史過程。我們完成一次中醫外科史的旅程，最主要即圍繞這個清晰的地標而進行的。

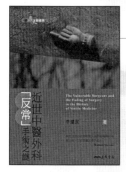

近世中醫外科「反常」手術之謎　　李建民／著

中醫外科實錄曾記載，一名病患自刎後，靠著縫合氣管、食管救活過來！？這樣「反常手術」的病例，反映中醫治療的何種特色？從何時開始，中醫外科療法逐漸式微，轉向以藥物治療為主呢？本書透過明朝「外科天才」陳實功的手術案例，探討中醫療法是在何種社會、文化背景下，由縫合手術轉變為藥物療法，及其所反映的中國醫學史遭遇的困境——明清時代外科「方脈化」的漫漫歷程。

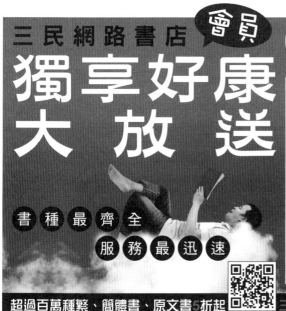

國家圖書館出版品預行編目資料

醫者意也：認識中國傳統醫學／李建民主編,廖育群
著.－－二版一刷.－－臺北市：東大，2022
　　面；　　公分.－－（養生方技叢書）

　ISBN 978-957-19-3312-2　（平裝）
　1.中醫

413　　　　　　　　　　　　　　111002168

養生方技叢書

醫者意也──認識中國傳統醫學

| 主　　　編 | 李建民 |
| 作　　　者 | 廖育群 |

發 行 人	劉仲傑
出 版 者	東大圖書股份有限公司
地　　址	臺北市復興北路 386 號 (復北門市)
	臺北市重慶南路一段 61 號 (重南門市)
電　　話	(02)25006600
網　　址	三民網路書店 https://www.sanmin.com.tw

出版日期	初版一刷 2003 年 8 月
	二版一刷 2022 年 4 月
書籍編號	E410220
I S B N	978-957-19-3312-2

東大圖書公司